AF784233

Ty-Kisera

Aroma-Akupressur

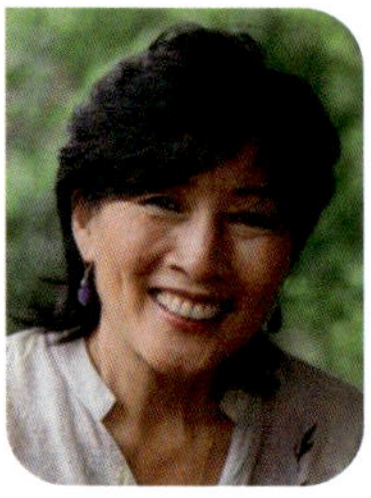

Merina Ty-Kisera hat einen Bachelor in Medienwissenschaft und einen MBA im Fach Internationale Wirtschaftswissenschaften. Ihre wahre Leidenschaft galt aber immer der Gesundheit und dem Gesundwerden. Also drückte sie noch einmal die Schulbank, um sich im Bereich der alternativen Heilkunde weiterzubilden. Sie machte ihren Master in Akupunktur und östlicher Medizin an der South Baylo University und studierte ein Jahr lang die Fünf-Elemente-Akupunkturlehre nach Worsley. Ihre eigene Praxis »Merina Wellness« ist darauf spezialisiert, die Ursachen von Stress aufzuspüren, die Stresstoleranz der Patienten zu erhöhen und diesen beim Umgang mit ihren psychosozialen und emotionalen Symptomen zu helfen. Nachdem sie mit den ätherischen Ölen in Kontakt gekommen war, bildete sie sich im Bereich Aromatherapie fort. Sie hat einen Abschluss in der Aroma Acupoint Therapy und entwickelte darauf aufbauend ihre eigene Methode der Aroma-Akupressur. Diese Technik bringt sie ihren Patienten vor Ort bei und entwickelt gerade einen Onlinekurs. Sie arbeitet mit der Akupunktur nach der Fünf-Elemente-Lehre und lebt in Asheville, North Carolina.

Dieses Buch widme ich der kürzlich verstorbenen Emma Tiebens, für die ich tiefe Liebe, Wertschätzung und Dankbarkeit empfinde. Dein liebendes Herz, dein strahlendes Lächeln und deine schwesterliche Inspiration haben mich dazu gebracht, kreativ zu werden und meine Gedanken laut zu äußern. Dafür werde ich dir ewig dankbar sein.
ICH LIEBE DICH!

Merina Ty-Kisera

Aroma-Akupressur

Druckpunkte & ätherische Öle wirksam kombiniert: Natürliche Selbsthilfe bei den häufigsten Beschwerden

Aus dem amerikanischen Englisch von Sophie Wölbling

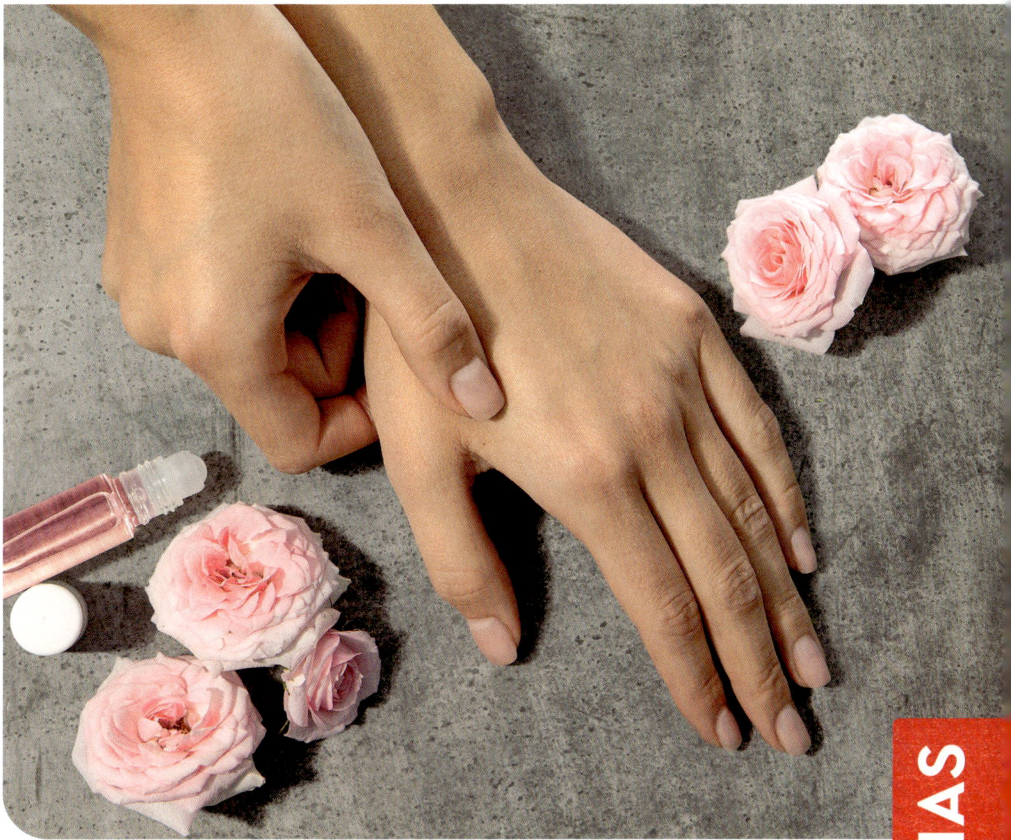

TRIAS

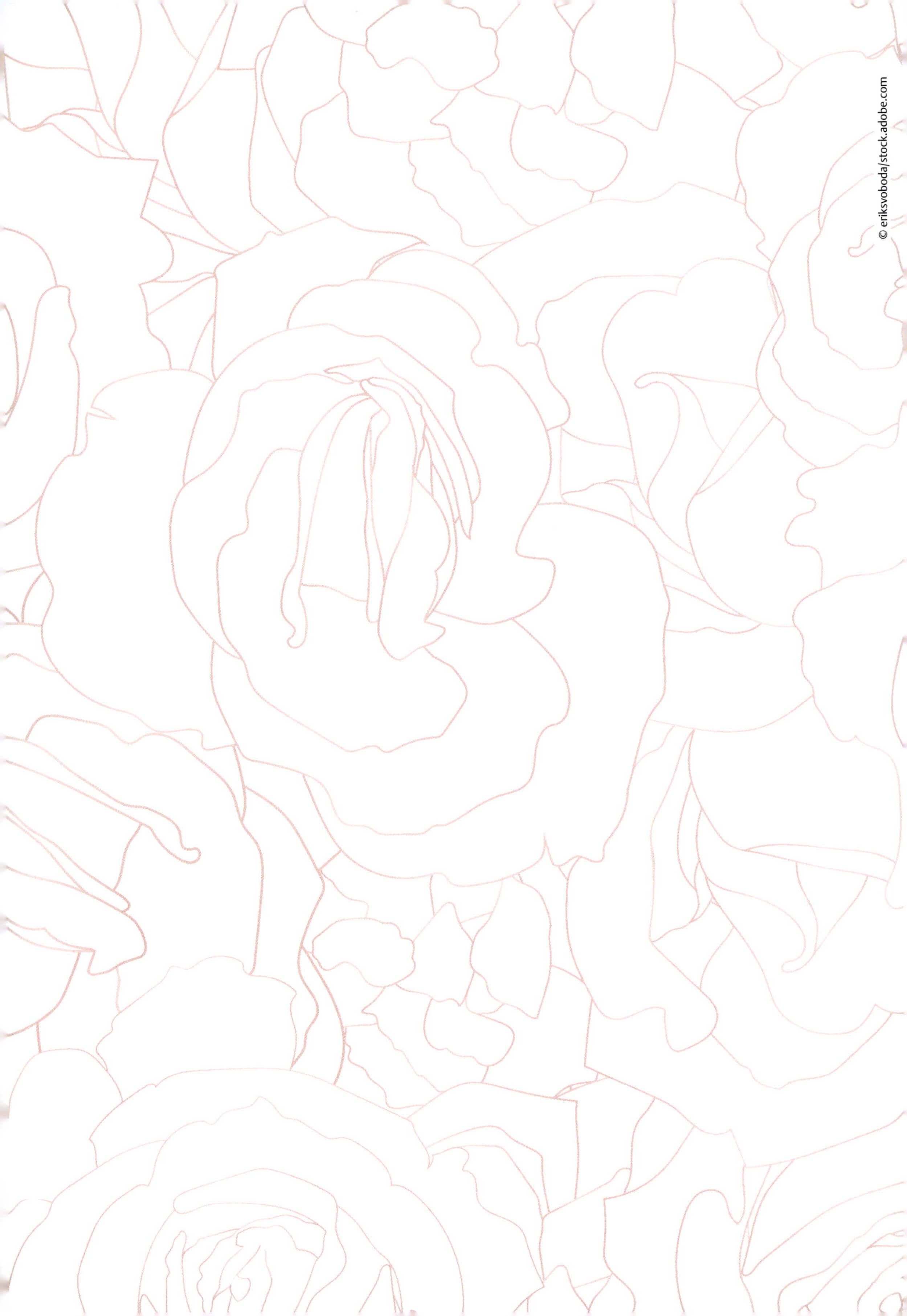

9 Einführung in die Aroma-Akupressur

10 Aroma-Akupressur entdecken

14 Grundlagen der Akupressur

17 Ätherische Öle für Aromatherapie und TCM

35 Hilfe bei verschiedenen Beschwerdebildern

36 Schnell für Entspannung sorgen

38 Mehr Aufmerksamkeit und Konzentration!

41 Nebennieren und Lebenskraft

46 Allergien

52 Angst und Stress

57 Arthritis und Gelenkbeschwerden

61 Erkältung und Grippe

67 Verdauungsbeschwerden

77 Depression

83 Kopfschmerzen

89 Unterstützung des Immunsystems

92 Schlafprobleme

96 Nacken- und Schulterverspannungen

101 Gehirn und Gedächtnis

105 Schmerzen und Entzündungen

109 Reisekrankheit

113 Zahnschmerzen

116 Frauengesundheit

124 Pilzinfektionen

129 Akupressurpunkte

130 Lokalisierung und Wirkweise

160 Service

160 Literaturverzeichnis

162 Literaturempfehlungen

162 Glossar

164 Danksagung

165 Stichwortverzeichnis

Liebe Leserinnen, liebe Leser,

bei der Tätigkeit in meiner Praxis in Asheville (North Carolina) habe ich den großen Vorteil, den Zustand meiner Patienten sowohl aus westlicher als auch aus östlicher Sicht betrachten zu können. Ich finde es faszinierend, wie diese beiden Sichtweisen sich sowohl voneinander unterscheiden als auch Ähnlichkeiten aufweisen. Für dieses Buch habe ich beide Perspektiven eingenommen und sie verbunden. Sie finden also bei den Themen Krankheitsbilder und Beschwerden sowohl die westliche Sichtweise als auch den Ansatz der Traditionellen Chinesischen Medizin.

Ich hoffe, dass Ihnen dieses Buch dabei hilft, die Traditionelle Chinesische Medizin etwas besser zu verstehen. Falls Sie bislang aber noch keine persönliche Erfahrung damit hatten, wünsche ich mir, dass Sie sich ihr nun ein wenig öffnen. Es ist eine etablierte Medizin mit einer langen Geschichte. Und sie ist erstaunlich effektiv.

Im Moment biete ich die klassische Akupunktur nach der Fünf-Elemente-Lehre an. Diese Akupunkturform legt den Fokus auf Gefühle und Geist des Patienten und führt somit zu mehr Harmonie und Balance. Ausgehend von diesen Erfahrungen habe ich die Aromatherapie hinzugenommen, damit Patienten sich und ihre Familien selbst bei der Genesung unterstützen können.

Drei Jahre habe ich bei den Gründern von »Aroma Acupoint Therapy« gelernt und daraufhin meine Aroma-Akupressur entwickelt. Ich biete diese Technik als Fortbildung hier vor Ort an, erarbeite aber gerade auch einen Onlinekurs.

Ich fühle mich als Missionarin im Gesundheitswesen und ich lehre mit ganzem Herzen. Seit meiner Kindheit habe ich mich für alles interessiert, was mir, meiner Familie und Freunden hilft, gesund zu bleiben. Auf dem College war ich Moderatorin bei unserem College-Fernsehsender, für den ich auch eine Serie namens »For the Health of It« entwickelte. Sie sollte den Studierenden vermitteln, wie sie durch ein gesünderes Leben automatisch fitter werden und bessere Noten schreiben würden. Da ich während dieser Zeit auch schon Programmplanerin bei einem lokalen Radiosender war, arbeitete ich nach meinem Abschluss zunächst bei einem großen Radiosender in Los

Angeles und schrieb für ansässige Firmen zudem Drehbücher für Videoclips sowie Werbespots mit Tipps zu Gesundheitsthemen.

Nachdem ich zwanzig Jahre in dieser Branche tätig war und bei den ganz großen Firmen mitgespielt habe (hauptsächlich, um meinen Vater zufriedenzustellen), entschloss ich mich dazu, mein Hobby »Gesundheit« zum Beruf zu machen und den Abschluss in Traditioneller Chinesischer Medizin zu erwerben. Endlich hatte ich mein Dharma gefunden. Es fühlte sich an, als käme das Wissen alter Zeiten zu mir und würde meine Sinne wach küssen. Ich konnte schnell die psycho-emotionale Situation meiner Patienten erfassen und ihnen helfen, verschiedene Perspektiven zu erkennen, wie sie die festgefahrenen Wege in ihrem Leben verlassen konnten. Mit der Fünf-Elemente-Akupunktur unterstützte ich sie dabei, trotz vieler Bäume den Wald wieder zu sehen, damit sie in der Lage waren, auch andere Entscheidungen zu treffen.

Auch wenn Akupunktur eine tiefgreifende und überaus wirksame Technik ist, ist es doch so, dass die Nadeln etliche Menschen abschrecken vor einer Behandlung. Also begann ich bei meinen Patienten, die Punkte mit Akupressur und Aromatherapie zu behandeln, und war überrascht, wie schnell es ihnen besser ging und wie gut sie die Behandlung zu Hause selbst fortführen konnten. Ich entschloss mich, Anleitungen zu schreiben, damit meine Patienten täglich an sich selbst arbeiten konnten. Die Nachfrage wuchs, ich entwickelte eine Fortbildung und beides mündete in diesem Buch.

Ich wünsche mir, dass dieses Buch Ihnen und Ihrer Familie so viel Gesundheit und Freude bringt wie meiner.

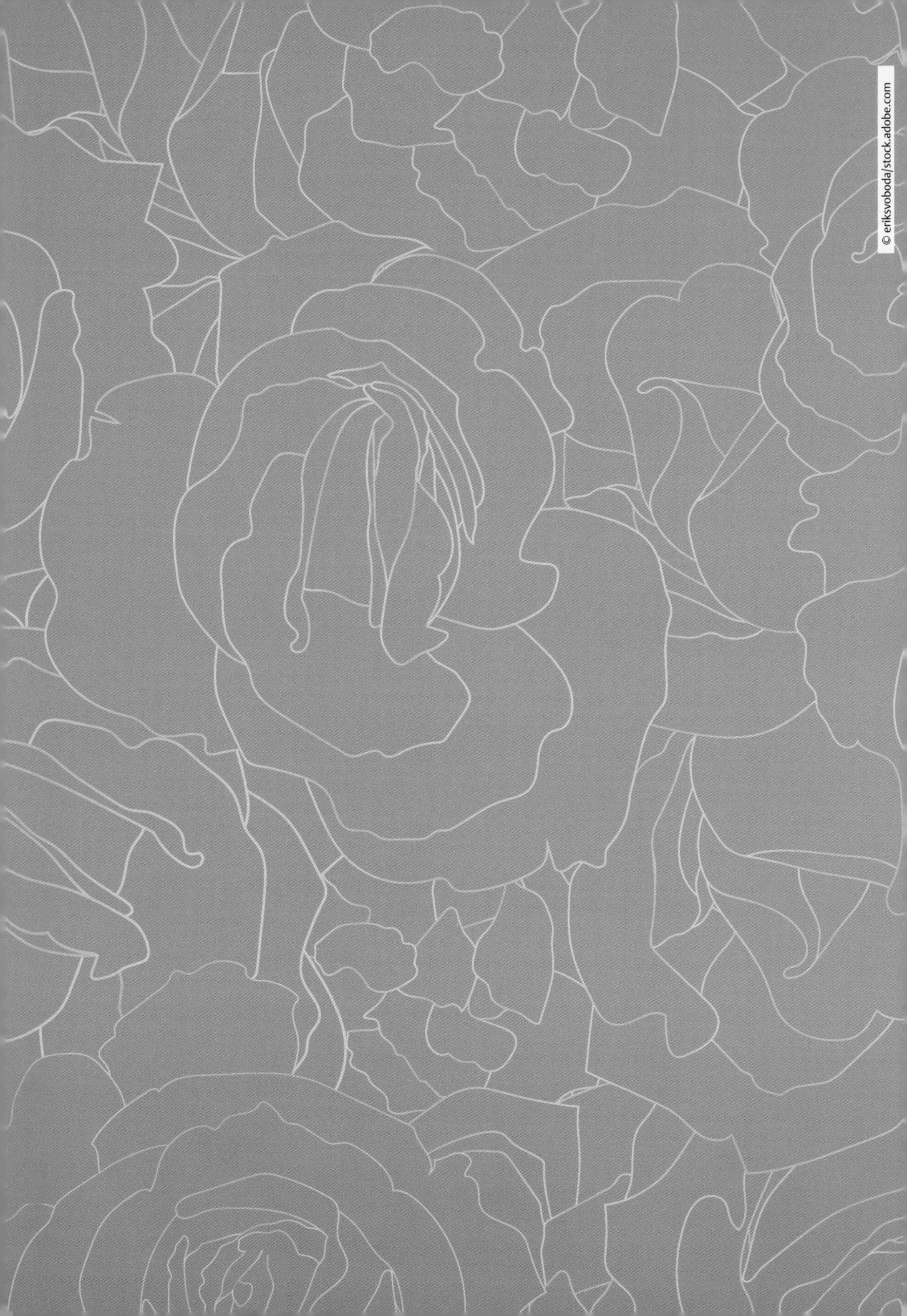

Einführung in die Aroma-Akupressur

Erfahren Sie alles über die Grundlagen der Akupressur, ihre Technik und die dafür zu verwendenden Öle.

Aroma-Akupressur entdecken

Woher kommt dieses naturheilkundliche Verfahren und wie kann man es zur Selbstheilung einsetzen? Erfahren Sie, wie Sie ohne Medikamente Beschwerden lindern oder heilen können.

Wie Sie dieses Buch nutzen

Im ersten Teil des Buches erkläre ich Ihnen, was es mit Akupressur und Aromatherapie auf sich hat. Außerdem bekommen Sie einen kurzen Einblick in die Theorie der Traditionellen Chinesischen Medizin (TCM), auf der beides beruht. Dort finden Sie auch eine Liste mit ätherischen Ölen und deren Bedeutung in der chinesischen Medizin.

Der zweite Teil beschäftigt sich mit den verschiedenen Beschwerdebildern und Möglichkeiten, wie Sie die Beschwerden selbst mithilfe der Kombination aus Akupressur und Aromatherapie lindern können. Mein Leitfaden ist die Verbindung aus meiner theoretischen Auseinandersetzung mit dem Thema und der Erfahrung, die ich mit der praktischen Arbeit an mir und meinen Patienten erlangt habe.

Eine Übersicht über die verschiedenen Akupressurpunkte beinhaltet der dritte Teil. Sie erfahren, wie Sie den richtigen Punkt finden, lernen aber auch mehr über die Wirkung und den Nutzen dieser Behandlungsform. Dazu erhalten Sie Informationen über die ätherischen Öle, die zur Aroma-Akupressur genutzt werden. Der Einfachheit halber habe ich mich für reine Öle und gegen Duftmischungen entschieden. Aber Sie bekommen eine Anleitung, wie Sie verschiedene Öle miteinander mischen können, und erfahren, warum in Duftmischungen eben dieses oder jenes Öl enthalten ist.

Es gibt zahlreiche Akupressurpunkte und viele ätherische Öle, die alle einen bestimmten Nutzen für Körper, Geist und Seele haben. Ich erkläre diese Punkte und Öle beim jeweiligen Beschwerdebild kurz und spezifisch darauf passend. Diese Kapitel sind besonders wertvoll, denn ich gehe nicht nur auf typische körperliche Beschwerden ein, bei denen ein bestimmter Akupressurpunkt und ein ätherisches Öl helfen, sondern auch auf die psychische Ebene und Gefühle. Werfen Sie also auf jeden Fall einen Blick hinein!

Schließlich wünsche ich mir vor allem eines: Seien Sie offen für diese Möglichkeiten. Die Behandlungsansätze mit Aroma-Akupressur, die ich in diesem Buch beschreibe, sind sanft, leicht durchführbar, machen Spaß und können Ihre Gesundheit wirklich unterstützen.

Ich hoffe, dass diese Methode Ihnen, Ihrer Familie und Ihren Freunden hilfreich sein wird.

Was ist Aroma-Akupressur?

» Um ein langes und gesundes Leben zu führen, beobachte deine Umgebung, sei weder zu kalt noch zu warm, halte deine Gefühle im Gleichklang, bewahre Ruhe und erlange Wissen über dich selbst. «

Gesundheitsberater des mythischen Gelben Kaisers Huáng Dì, um 400 v. Chr.

Aroma-Akupressur ist sicher, leicht anzuwenden, macht Spaß und ist dennoch eine erstaunlich effektive Art der Selbstbehandlung, welche die Wirkung der Akupressur mit denen der ätherischen Öle vereint.

Bei dieser Methode werden bestimmte ätherische Öle auf synergistische Druckpunkte gegeben, damit sich die Wirkung gegenseitig verstärkt. Physische und emotionale Veränderungen werden dadurch angestoßen, was dazu führt, dass Körper und Geist wieder in Einklang und Harmonie kommen.

Wie ätherische Öle auf Druckpunkte wirken

Die grundlegende Theorie hinter der Aroma-Akupressur besagt, dass die Behandlung von Akupressurpunkten therapeutisch wirksam ist. So wie ätherische Öle auch einen therapeutischen Zweck erfüllen. Bei der Akupunktur werden die Punkte mit Nadeln stimuliert. Bei meiner Methode werden ätherische Öle auf die passenden Akupressurpunkte aufgetragen, sodass sich dadurch die Wirkweise verstärkt.

Damit das funktioniert, ist es ausschlaggebend, dass das ätherische Öl zum Akupressurpunkt passt. Denken Sie daran, dass jedes Öl und jeder Punkt für verschiedene Maßnahmen und Wohltaten steht. Wenn man ein ätherisches Öl wählt, das auf einen Punkt aufgetragen werden soll, muss man sicher sein, dass dieses Öl in der Verbindung auch die gewünschte Wirkung hervorrufen kann.

Ein Beispiel: Wenn ich das Immunsystem unterstützen möchte, wäre ein passender Punkt Magen 36 beziehungsweise MA 36 (die Abkürzung für »36. Akupressurpunkt auf dem Magenmeridian«, auch bekannt als »Drei Meilen am Bein«).[1] Dieser Punkt ist hilfreich bei Erkältung, Grippe und Allergien, aber auch für die Verdauung, bei Müdigkeit, Verstopfung, Durchfall und einigem mehr. Um das Immunsystem zu unterstützen, würde ich ein dazu passendes ätherisches Öl wählen. Aufgrund seiner antibakteriellen und antiviralen Wirkung würde ich mich für Rosmarin entscheiden. Obwohl Rosmarin ebenso bekannt ist als

[1] Eine Übersicht der Meridiane und deren Abkürzungen finden Sie im dritten Teil des Buches (Seite 130). Jeder Punkt hat auch einen Namen, der sowohl wortwörtlicher als auch poetischer Natur ist und der den Therapeuten erinnert, wofür dieser Punkt nützlich ist.

krampflösendes und endokrin wirkendes Mittel, würde ich auf seine immununterstützende Wirkung setzen, wenn ich es auf MA 36 anwende, da es in dieser Hinsicht den Akupressurpunkt unterstützt.

Meine Patienten sind von meiner Methode begeistert, denn man braucht keine Nadeln. Außerdem können sie die ätherischen Öle zwischen unseren Sitzungen auch zu Hause nutzen. Die empfohlene »Behandlung« mit Akupressur und Aromatherapie kann ganz leicht selbst umgesetzt werden. Und wenn meine Patienten ihre Hausaufgaben machen, geht es ihnen auch rasch besser. Eine Win-win-Situation!

Wie man ätherische Öle auf Druckpunkten anwendet

Die Anwendung von ätherischen Ölen auf Akupressurpunkten ist einfach, sicher und lässt sich gut bei sich selbst und anderen durchführen.

Entscheiden Sie sich zunächst, welches Symptom Sie behandeln wollen. Falls es mehrere gibt, sollte man sich auf eins pro Sitzung beschränken. So zeigen Sie Ihrem Körper auch, auf welches Symptom er sich konzentrieren soll, und Sie überfordern Ihre Sinne nicht durch zu viele verschiedene Öle. Außerdem kann man auf diese Weise auch leichter herausfinden, welches Öl und welcher Druckpunkt am besten für einen sind.

Wenn Sie Ihre ätherischen Öle noch nicht verdünnt haben, empfehle ich Ihnen, es vorab zu tun, um sich voll und ganz auf die Behandlung konzentrieren zu können. Stellen Sie sich die zu Ihren Symptomen passenden Öle parat. Wenn Sie die Behandlung anfangen, tragen Sie etwas Öl auf Ihre Finger auf und drücken die zu behandelnden Punkte.

Setzen oder legen Sie sich bequem hin. Beides ist in Ordnung, solange Sie problemlos den Druckpunkt erreichen. Damit die Akupressur wirkt, muss der Punkt korrekt gedrückt werden. Lesen Sie sich die folgende Erklärung durch, damit Sie die richtige Technik mit dem richtigen Druck erlernen. In der Regel nutzen Therapeuten ihre Finger, um die Druckpunkte zu stimulieren.

- Suchen Sie den Druckpunkt am Körper. Alle Punkte, die in diesem Buch vorkommen, finden Sie im dritten Teil (ab (Seite 130). Wenn Sie an der falschen Stelle drücken, fühlt es sich zwar vielleicht dennoch gut an, hat jedoch keinen therapeutischen Nutzen. Aber machen Sie sich auch keine allzu großen Sorgen, wenn Sie den Punkt nicht ganz genau treffen. Es hilft auch, wenn Sie in der Nähe des Punktes drücken.
  Achtung: Die meisten Druckpunkte finden Sie sowohl auf der rechten als auch auf der linken Körperseite. Lediglich die Punkte auf der Mittellinie der Vorder- und Rückseite des Körpers gibt es nur einmal. Auf manchen der Bilder in diesem Buch sind die Punkte nur auf einer Seite verzeichnet, es ist aber immer besser, wenn man gleichzeitig den linken und rechten Punkt drückt.
- Therapeuten behandeln in der Regel mit den Mittelfingern, da diese am längsten und kräftig sind. Gerade bei zupfenden, kneifenden Bewegungen eignet sich aber auch die Kombination aus Mittelfinger und Daumen, wenn Sie beispielsweise den Punkt DI 4 stimulieren möchten (auch »Hegu« oder »Verbindung mit dem Tal«

genannt (auf dem Dickdarmmeridian) er liegt auf der Vertiefung des Handrückens, wo sich die Knochen von Daumen und Zeigefinger treffen) oder LE 3 (auch »Tai Chong« oder »Höchste Flut« genannt; auf dem Lebermeridian; er liegt auf den Füßen zwischen großer Zehe und zweitem Zeh). Sie können aber auch mit Zeige- und Mittelfinger behandeln, um sicherzugehen, dass Sie den richtigen Punkt erwischen.

- Obwohl es mehrere Akupressurtechniken gibt, ist die üblichste, dass Sie die Behandlung mit stärkerem Druck beginnen und mit langsam nachlassendem Druck weiterführen – so, wie es sich für Sie gut anfühlt.
- Üben Sie konstant Druck aus, der in der Intensität variiert. Drücken Sie fest mit geradem Finger im 90-Grad-Winkel. Es ist besser, die Position des Fingers zu halten, als zu massieren.
- Um Muskeln zu entspannen oder Schmerzen zu lindern, steigern Sie die Druckintensität über drei bis fünfzehn Minuten auf einem Punkt. (Wenden Sie weniger Druck an, wenn es wehtut.) So beruhigen Sie das Nervensystem und erlauben Ihrem Körper »loszulassen« und in den Heilungsprozess einzutreten.
- Falls Sie Verletzungen behandeln, achten Sie darauf, weder auf die empfindlichen Bandscheiben noch auf gebrochene oder angebrochene Knochen zu drücken. Es kann hilfreicher sein, für einige Minuten sanft, anstatt stark zu drücken.
- Wenn Sie auf psychischer Ebene behandeln, führt ein sanfter Druck zu besseren Ergebnissen. Drücken Sie den Punkt für zwei bis drei Minuten oder bis Sie Erleichterung verspüren im 45-Grad-Winkel so sanft »wie mit einer schweren Feder«.

Nun kennen Sie die Akupressurtechnik. Atmen Sie tief ein und aus und zählen Sie jeweils bis fünf. Währenddessen setzen Sie sich ein Behandlungsziel. Atmen Sie während der Sitzung entspannt weiter. So beruhigen Sie Ihr Nervensystem und vermitteln Ihrem Körper, dass er nun die Blockaden, die das Qi, die Lebensenergie in der Traditionellen Chinesischen Medizin, am Fließen hindern, loslassen und heilen kann. Jetzt kann es losgehen:

- Geben Sie nun ein bis zwei Tropfen des gewählten Öls auf die Fingerspitzen und in die Handfläche und atmen Sie den Duft ein.
- Legen Sie Ihre Finger auf den Punkt und drücken Sie. Lassen Sie sich vollkommen darauf ein und spüren Sie, wie Öl und Druck gemeinsam wirken. Es herrscht eine wunderbare Synergie, als würden zwei gute Freunde zueinanderfinden. Beobachten Sie, wie Atem und Körper immer mehr entspannen und ruhiger werden, auch während einer anregenden Behandlung.
- Wenn Sie mit dem ersten Punkt fertig sind, widmen Sie sich dem nächsten. Nachdem alle Druckpunkte behandelt sind, gönnen Sie sich einige Minuten, um nachzuspüren. Wie bei einer heilsamen Meditation, kann diese Sitzung den Grundstein für einen besseren Tag legen.

Achtung

Möglicherweise nehmen Sie ein Zucken oder Zittern wahr, als würde während der Behandlung Energie freigesetzt werden. Das kann vorkommen, sollte sich aber nicht unangenehm anfühlen und ist kein Grund zur Sorge.

Grundlagen der Akupressur

Akupressur ist ein altes Heilverfahren, das auf die Traditionelle Chinesische Medizin zurückgeht. Es ist eine außerordentlich wertvolle Methode der Selbstbehandlung.

Diese Methode gibt es mit Sicherheit schon länger, als es die Akupunktur gibt. Das Schöne ist, man übt sie einzig mit der Kraft und Feinfühligkeit der Hände aus. Seit Urzeiten wissen Menschen, dass Symptome gelindert werden können oder gar ganz verschwinden, wenn bestimmte Stellen des Körpers gedrückt oder massiert werden. Wenn wir Schmerzen haben oder uns unwohl fühlen, berühren wir uns instinktiv selbst.

Akupressur wirkt, indem sie den Fluss der Lebensenergie (Qi) durch den Körper verbessert und so die Selbstheilungskräfte anregt.

Qi und Yin und Yang

Qi ist die Lebensenergie, die nicht nur uns, sondern alle Lebewesen durchströmt. Es ist der Motor, der alles Leben erhält und alle Lebensformen in der Natur miteinander verbindet.

Qi beseelt Mutter Erde und all ihre Geschöpfe. Es sorgt dafür, dass unsere Organe ihre Arbeit verrichten können, dass wir spüren, denken, atmen, dass das Blut durch den Körper gepumpt, Nahrung verdaut wird und wir uns bewegen können. Auch wenn man es nicht sehen kann, strömt es kontinuierlich und immer. Ohne Qi kein Leben.

Als die alten Chinesen das Qi und sein Vorkommen in der Natur genauer beobachteten, stellten sie fest, dass wir in einer Welt der Dualität leben. Das Konzept des Qi teilten sie in zwei gegensätzliche, sich ergänzende Teile auf: Yin und Yang. Yin steht für Kälte, die Nacht, die dunkle Seite und Flüssigkeiten wie Wasser. Yang wiederum steht für Hitze, den Tag, die helle Seite und feste Stoffe wie zum Beispiel Knochen. Beide Teile brauchen einander, um im Gleichgewicht zu bleiben. Bei zu viel Kälte friert man. Wenn man nichts dagegen unternimmt, kann man sogar erfrieren. Zu viel Hitze führt zu Verbrennungen, die wiederum auch zum Tod führen können. Beides muss im Einklang sein. Und diesen Einklang findet man überall in der Natur, wenn man nur genau hinsieht.

Das Qi fließt über zwölf Hauptmeridiane durch unseren Körper, die uns wie ein System von Kanälen hin zu unseren wichtigsten Organen durchziehen.

Unsere Lebensführung beeinflusst, ob das Qi besser oder schlechter fließt. Sind wir beispielsweise ständig frustriert, gerät das Qi ins Stocken, Yin und Yang geraten aus dem Gleichgewicht.

Damit Qi, Yin und Yang im Gleichgewicht sind, muss die Lebensenergie auf den Meridianen frei fließen können. Das erreicht man, indem man mit den Akupressur- beziehungsweise Akupunkturpunkten auf den Meridianen arbeitet. (Ich nenne sie der Einfachheit halber meist Druckpunkte.) Wird der Druckpunkt mit einer Nadel stimuliert, nennt man es Akupunktur, nutzt man lediglich Druck, heißt es Akupressur. Meine Methode der Anwendung ätherischer Öle auf den Druckpunkten nenne ich Aroma-Akupressur. Das Ziel ist das gleiche wie in der Akupunktur und Akupressur.

Dies war nur eine sehr vereinfachte Darstellung der Traditionellen Chinesischen Medizin, doch für das Grundverständnis ist sie ausreichend: Für ein gesundes Leben ist es wichtig, dass die entgegengesetzten Kräfte Yin und Yang im Gleichgewicht sind. Sind sie es nicht, entstehen Krankheiten. Die chinesischen Heilmethoden Akupunktur, Akupressur, Kräuterheilkunde, Massagen und Qigong wollen Yin und Yang wieder in Harmonie bringen, indem sie der Ursache für das Ungleichgewicht auf den Grund gehen. Nicht zu kalt, nicht zu heiß, sondern genau richtig … wie in dem Märchen Goldlöckchen und die drei Bären.

Noch mehr über Druckpunkte

Durch die Stimulation der Druckpunkte öffnen sich die Meridiane, sodass das Qi frei fließen kann. Dies baut wiederum Stress ab und aktiviert die Selbstheilungskräfte des Körpers, sodass dieser wieder ins Gleichgewicht findet. Zahlreiche Untersuchungen und Studien konnten in den letzten 5000 Jahren den Nutzen von Akupressur und Akupunktur für Körper und Geist bestätigen.

Es gibt Tausende von Druckpunkten am Körper, die meist so groß sind wie der Nagel des kleinen Fingers. Ihre bioelektrischen Impulse strahlen weiter in den Körper aus als nur in die unmittelbare Umgebung. Man hat herausgefunden, dass die Stimulation dieser Energiepunkte mittels Finger, Wärme oder Nadeln Endorphine freisetzt sowie einen Heilungsimpuls auslöst, der nicht nur an der betreffenden Stelle wirkt, sondern auch in Körperregionen, die scheinbar gar nichts mit dieser Stelle zu tun haben. Ein Druckpunkt auf der kleinen Zehe hilft zum Beispiel gegen Kopfschmerzen und Nasenbluten.

Die Ärzte im alten China fanden außerdem heraus, dass die Energie von diesen Punkten über bestimmte Bahnen durch den Körper führt. Diese nannten sie Meridiane. Jeder Meridian wirkt auf ein bestimmtes Organ, und alle Punkte auf einem Meridian stehen für verschiedene Heilungsaspekte. Nach vielen Jahren des Forschens und Beobachtens kamen diese Ärzte schließlich zu dem Ergebnis, dass es zwölf Haupt- und acht Nebenmeridiane gibt, also insgesamt zwanzig Meridiane mit fast 2000 Akupressurpunkten.

Wie die Organe, so stehen auch die Meridiane miteinander in Verbindung. Ist ein Organ oder Meridian durch negative Gefühle, Toxine oder ein Trauma blockiert, schwach oder überaktiv, kann es zu Erkrankungen in diesem Organ oder auch woanders im Körper kommen, scheinbar ohne dass es etwas miteinander zu tun hat. Stimuliert man die Druckpunkte auf diesem Meridian, kann das Qi wieder frei fließen und seine Lebensenergie und Nährstoffe auf seinem Weg in den ganzen Körper bringen.

Spannend ist, dass jeder Meridian und sein dazugehöriges Organ auch mit bestimmten Gefühlen und Eigenschaften assoziiert werden. Ein Ungleichgewicht des Leber- und Gallenblasenmeridians wird mit Wut und Jähzorn in Verbindung gebracht. Ist er im Gleichgewicht, unterstützt er Vergebung und Geduld. Ist der Herzmeridian aus dem Gleichgewicht geraten, kann es zu übermäßiger, unangemessener Freude oder Depression kommen. Ist er im Gleichgewicht, verspüren wir emotionale Harmonie, Wärme, Zärtlichkeit und Liebe. Im dritten Teil dieses Buches (ab Seite 130) finden Sie eine Auflistung der Druckpunkte, wo sich diese befinden und wofür sie stehen. Außerdem gebe ich Ihnen dort eine kurze Erklärung zu den Meridianen und ihren körperlichen und seelischen Entsprechungen.

Wenn Sie mit Aroma-Akupressur arbeiten, stoßen Sie vielleicht hin und wieder auf die Gefühle, die mit den Druckpunkten assoziiert sind. So erhalten Sie mitunter auch einen Hinweis, wodurch die Symptome Ihrer Beschwerden ursprünglich entstanden sind.

In diesem Buch gehe ich auf die Druckpunkte auf den zwölf Hauptmeridianen sowie auf dem Konzeptionsgefäß (Ren Mai) und dem Lenkergefäß (Du Mai) ein.

Sechs Meridiane beginnen bei den Zehen, sechs bei den Fingern. Konzeptions- und Lenkergefäß starten unterhalb der Wirbelsäule und führen auf der Mittellinie des Körpers nach oben bis zum Schädeldach beziehungsweise nach unten bis zum Dammbereich (Region zwischen After und Geschlechtsteilen). Diese beiden Meridiane werden keinem Organ zugeordnet, stehen aber mit allen in Verbindung.

Die Meridiane, die bei den Zehen beginnen, werden wie folgt bezeichnet und abgekürzt:

- GB – Gallenblase
- BL – Blase
- NI – Niere
- MA – Magen
- MP – Milz-Pankreas
- LE – Leber

Die sechs Meridiane, die bei den Fingern beginnen, sind:

- DI – Dickdarm
- DÜ – Dünndarm
- HE – Herz
- PE – Perikard (Herzbeutel)
- 3E – Dreifacher Erwärmer (hier handelt es sich eher um ein System, das die Körpertemperatur reguliert)
- LU – Lunge

Durch Stimulation der Druckpunkte auf jedem dieser Meridiane lassen sich Schmerzen, Symptome und Krankheiten lindern und sogar angestaute Gefühle lösen. Im zweiten Teil dieses Buches zeige ich Ihnen, an welchen Druckpunkten Sie bei verschiedenen Krankheiten arbeiten müssen und wie Sie Ihr allgemeines Wohlbefinden steigern können.

Ätherische Öle für Aromatherapie und TCM

Wie wirken die herrlichen Düfte der verschiedenen ätherischen Öle aus Blumen und anderen Pflanzen? Wie werden sie zur Therapie eingesetzt?

Aromatherapie mit ätherischen Ölen

Ätherische Öle sind reine, aromatische, leicht flüchtige Flüssigkeiten, die aus Blumen, Sträuchern, Bäumen, Wurzeln, Büschen und Samen durch Wasserdampfdestillation gewonnen werden.

In der chinesischen Medizin entspricht das ätherische Öl dem Jing der Pflanze, ihrer Lebensessenz. Diese Essenz beinhaltet die Lebenskraft der Pflanze in Form von Sauerstoff und Nährstoffen.

Für die Pflanze hat das Öl verschiedene Funktionen. Es lockt Insekten an, die zum Bestäuben wichtig sind, schützt die Pflanze vor Pilzen, Bakterien und Fressfeinden und hindert andere Pflanzenarten in der Nähe am Wachstum. Ätherische Öle haben einige abweichende Eigenschaften, wenn sie bei Menschen genutzt werden.

Die therapeutische Anwendung ätherischer Öle auf dem Körper nennt man Aromatherapie. Sie kann für körperliches, geistiges, emotionales und sogar spirituelles Wohlbefinden sorgen. Die Öle können vielfältig genutzt werden, denn wie in der Pflanzenheilkunde sind jede Pflanze und deren Öl bei zahlreichen Beschwerdebildern hilfreich.

Das Jing der Pflanze korrespondiert mit dem Druckpunkt und unterstützt diesen gemeinsam mit dem Druck der Finger dabei, seine ihm innewohnende Kraft zu entfalten.

Die Wirkweise der Öle

Am schnellsten nehmen wir ätherische Öle über unseren Geruchssinn wahr. Sobald man eine Flasche davon öffnet, strömt einem der Duft entgegen.

Der Geruch wird zunächst über die Nervenzellen der Nase wahrgenommen. Sie schicken das Signal über den Riechkolben zum limbischen System, dem Teil des Gehirns, der für Emotionen, Erinnerungen und Gemütszustände verantwortlich ist. Das erklärt, warum wir auf manche Gerüche, die wir aus unserer Kindheit kennen, mit starken Gefühlen reagieren und sie sogar Erinnerungen hervorrufen, die wir längst vergessen hatten.

Vom Duft abgesehen, reagieren wir auf ätherische Öle auch über deren Aufnahme in die Blutbahn. Das Öl kann auf drei verschiedene Wege in den Körper gelangen: über die Haut, die Schleimhäute in den Atemwegen oder über die Mundschleimhaut, wenn das Öl eingenommen wird. (Aber Vorsicht: Viele ätherische Öle können gravierende Nebenwirkungen haben, wenn sie unverdünnt eingenommen werden.) Aroma-Akupressur funktioniert über den Kontakt mit der Haut. Das ätherische Öl wird über die Hautschichten aufgenommen und über Lymphe und Blutgefäße in die Blutbahn transportiert, wo es gemeinsam mit der Energie, die über den Druckpunkt freigesetzt wird, wirken kann.

TCM und ätherische Öle

Laut dem chinesischen TCM-Therapeuten Jeffrey C. Yuen finden sich Hinweise auf die Nutzung ätherischer Öle bereits im ältesten Text der Pflanzenheilkunde, dem Shen Nong Ben Cao, das im zweiten Jahrhundert verfasst wurde.

Damals wurden Pflanzen nicht nach ihrer Art und Aromazugehörigkeit klassifiziert, sondern nach ihrer Qualität und Wirkung. Außerdem wurde in der Anwendung unterteilt in Prävention, Erhalt der Gesundheit und Heilbehandlung. Der Ursprungstext bildete für viele Generationen die Grundlage der Pflanzenheilkunde. Im Laufe der Jahrhunderte wurde er vielfach erweitert, besonders in der Beschreibung, welche Pflanzenteile genutzt werden, aber auch in der Bezeichnung der ätherischen Öle als Jing beziehungsweise Essenz. Ein berühmter Pflanzenheilkundler aus dem 16. Jahrhundert, Liu Shihzhen, befasste sich eingehender mit dem therapeutischen Nutzen uns heute gut bekannter Öle wie Rose, Ingwer und Kampfer. Dazu führt Yuen weiter aus, dass »für die chinesischen Pflanzenheilkundler die Essenz, die aus den Pflanzen gewonnen wird, ihr Bauplan ist – der alle energetischen Prozesse vom Werden bis zum Vergehen beinhaltet. Für daoistische Züchter war die Gewinnung der Essenz so etwas wie die Befreiung ihrer Seele.«

Es gibt vereinzelt Hinweise, dass zu Beginn der chinesischen Geschichte, etwa 2000 Jahre vor Christus, die wichtigsten Heiler Schamanen waren, darunter auch zahlreiche Schamaninnen. Pflanzenheilkunde war das Herzstück ihrer therapeutischen Arbeit und wurde durch Worte, Rituale und heilige Orte und Zeiten unterstützt. Dem Duft einiger Pflanzen wie Zimt, Evodia oder Beifuß wurden magische Kräfte nachgesagt: Sie seien gegen Dämonen wirksam und würden auf die geistigen Kräfte des Patienten Einfluss nehmen.

Auch wenn der Begriff »Aromatherapie« als solcher in China nicht gebräuchlich ist, zeigt uns die jahrhundertelange Nutzung von ätherischen Ölen und Pflanzen in der chinesischen Medizin, dass dies eine dort gängige Tradition ist.

Indem man ätherische Öle auch im Kontext der chinesischen Pflanzenheilkunde betrachtet, erweitert sich nicht nur das Wissen über die verschiedenen Öle, sondern die Aromatherapie erlangt als solche die Glaubwürdigkeit, die ihr als ernst zu nehmende Heilmethode gebührt.

Wichtige Sicherheitshinweise

In den letzten Jahren wurden ätherische Öle immer beliebter. Seitdem es immer mehr verschiedene Öle und Hersteller gibt, wachsen aber auch die Bedenken bezüglich deren Sicherheit und Nutzen.

Man darf aber nicht vergessen, dass ätherische Öle per se hoch konzentriert sind. Hier ist auf jeden Fall weniger mehr! Wendet man die Öle unverdünnt an, kann es zu leichten bis mittleren Hautirritationen kommen. Pfefferminze kann zum Beispiel zu Brennen und Rötung der Haut und besonders der Augen führen. Deshalb nutzt man ätherische Öle am besten in verdünnter Form oder ist sehr vorsichtig, wenn man sie in konzentrierter Form aufträgt.

Robert Tisserand, ein weltweit bekannter Redner, Ausbilder und Berater rund um ätherische Öle und deren sichere und wirksame Anwendung, schreibt in seinem Blog (https://www.roberttisserand.com): »Ätherische Öle in ihrer verdünnten Form anzuwenden, ist aus zwei Sicherheitsgründen wichtig: Zum einen, um Hautirritationen, allergische Reaktionen und phototoxische Reaktionen zu vermeiden. Zum anderen, um Vergiftungserscheinungen im ganzen Körper zu vermeiden, insbesondere Auswirkungen auf den Fetus während einer Schwangerschaft, auf Leber und Nervengewebe, aber auch eine erhöhte Krebsgefahr. Hautirritationen sieht man direkt, Vergiftungserscheinungen im Körper jedoch nicht. Hautirritationen hängen unmittelbar mit dem Grad der Verdünnung zusammen, weshalb es Empfehlungen zur sicheren Anwendung der Öle gibt, um sie zu vermeiden.«

Die Verdünnungsempfehlungen unterscheiden sich von Öl zu Öl, aber es gibt eine Faustregel, an die man sich halten kann. Gabriel Mojay schreibt dazu in seinem Buch »Aromatherapie für die Seele«: »Die passende ›Dosierung‹ eines ätherischen Öles errechnet sich prozentual zum Trägeröl. Abhängig von der zu behandelnden Person und deren Zustand liegt sie zwischen 0,5 und 3 Prozent.« Wer sehr sensibel reagiert, eine empfindliche Haut hat oder schwanger ist, sollte auf Nummer sicher gehen und eine 0,5-prozentige Verdünnung wählen. Das entspricht einem Tropfen Öl auf 10 ml Trägeröl. Eine dreiprozentige Verdünnung wären neun Tropfen ätherisches Öl auf 10 ml Trägeröl. Eine Verdünnungstabelle kann man sich kostenlos im Internet herunterladen.

Seien Sie vorsichtig, wenn Sie ätherische Öle innerlich anwenden. Dieses Verfahren ist höchst umstritten. Einige Therapeuten befürworten es, andere nicht. Robert Tisserand schreibt dazu: »Ich denke nicht, dass es ein absolutes No-go ist. Aber man sollte genau wissen, was man tut und warum man es macht, welche Dosierung man nimmt, wie lange und aus welchem Grund. Ätherische Öle sollten meiner Meinung nach nicht vorbeugend eingenommen werden, denn wenn man sich einen Virusinfekt einfängt oder ernsthaft erkrankt, will man ja die Aromatherapie nutzen. Aber was passiert, wenn man ätherische Öle bereits jahrelang einnimmt? Der Körper hat sich daran gewöhnt. Bei einer geringen Dosierung von ein bis zwei Tropfen täglich, zum Beispiel zur Aromatisierung von Nahrungsmitteln, geht es noch. Nimmt man aber täglich eine therapeutische Dosis von zehn bis zwanzig Tropfen zu sich, weil einem gesagt wurde, das wäre doch eine gute Idee, ist das alles andere als eine gute Idee.«[2]

Dennoch gibt es einige Öle, die nachweislich ohne größere Gesundheitsrisiken unverdünnt angewendet werden können (also in konzentrierter Form oder als Inhalation): Lavendel, Rose, Sandelholz, Immortelle (Strohblume), Römische Kamille, Zypresse und Eukalyptus. Vergessen Sie aber nicht, dass auch eine Verdünnung den therapeutischen Nutzen nicht schmälert. Wenn Sie ätherische Öle immer verdünnen, sind Sie gesundheitlich auf der sicheren Seite und sparen auch noch Geld.

Weiterhin ist es sicherer, hochwertige Öle zu benutzen. Minderwertige Öle enthalten häufig Zusätze, die zu Hautirritationen wie Brennen führen und phototoxisch wirken können (also einen Ausschlag auslösen, sobald die Haut Licht, insbesondere Sonnenlicht, ausgesetzt wird).

Manche ätherischen Öle wirken photochemisch, was bedeutet, dass empfindliche Haut in der Sonne an den Stellen mit Verbrennungen reagieren könnte, an denen das Öl aufgetragen wurde. Dies passiert häufiger bei Kindern und älteren Menschen. Das gilt für die meisten Öle aus Zitrusfrüchten, wie zum Beispiel Zitrone, Limette, Mandarine, Bergamotte und Grapefruit. Diese Öle kommen auch in zahlreichen Duftmischungen vor, also werfen Sie am besten einen Blick auf die Inhaltsstoffe, bevor Sie in die Sonne gehen.

Schwangere sollten – wie immer – ganz besonders vorsichtig sein, wenn sie ätherische Öle oder andere Präparate nutzen. Einige Öle sind für die Anwendung in der Schwangerschaft nicht empfohlen. Besonders Muskatellersalbei, Rainfarn, Fenchel, Ysop und Wintergrün sollten sowohl als einzelnes Öl als auch in Mischungen vermieden werden.

Manche Öle sollten generell nur inhaliert und/oder verdampft werden. Hierzu zählen Zimt und Cassia, die aufgrund der hohen Konzentration von etwa 90 Prozent an Zimtaldehyd, einem äußerst hautreizenden Stoff, zu Verbrennungen auf der Haut führen können.

Kinder reagieren besonders empfindlich auf die Intensität der ätherischen Öle, also sollten Sie Aromatherapie bei ihnen besonders umsichtig einsetzen. Das National Capital Poison Center schreibt dazu: »Da Kinder eine dünnere Haut haben und ihre Leber noch nicht gänzlich entwickelt ist, besteht bei ihnen im Gegensatz zu Erwachsenen eine höhere toxische Gefahr bei der Anwendung von ätherischen Ölen.« Alle Öle sollten nur verdünnt genutzt werden, insbesondere ätzende Öle wie Pfefferminze. Bewahren Sie sie außerhalb der Reichweite von Kindern auf und achten Sie darauf, dass Kinder sie unter gar keinen Umständen einnehmen. Das kindliche Verdauungssystem ist noch nicht vollständig ausgereift, auch wenig Öl reicht schon, um die Magenschleimhaut zu schädigen, Magengeschwüre, Leberversagen und bei der Anwendung von potenziell krebserregendem Öl auch Krebserkrankungen auszulösen. Weitere Informationen zur sicheren Nutzung von Aromatherapie bei

[2] https://roberttisserand.com/2015/08

Kindern finden Sie beim Bundesinstitut für Risikobewertung: https://www.bfr.bund.de.

Auch Erwachsenen wird empfohlen, ätherische Öle nicht »präventiv« innerlich anzuwenden, aus denselben Gründen, die auch für Kinder gelten.

Geben Sie niemals ätherisches Öl in Wasser, falls Sie das Öl innerlich anwenden wollen. Es ist besser, Sie mischen einen Tropfen davon mit einigen Tropfen neutralem Speiseöl und geben beides in eine Kapsel. So verringern Sie die Gefahr von Schleimhautverletzungen, die entstehen können, wenn das Öl unverdünnt auf dem Nahrungsbrei schwimmt und mit Speiseröhre und Magen in Kontakt kommt.

Alles, was wir auf die Haut auftragen, kann auch in den Körper aufgenommen werden. Kaufen Sie deshalb am besten ätherische Öle in Bio-Qualität, die frei von Pestiziden, Schadstoffen, synthetischen Bestandteilen und anderen Zusatzstoffen sind. Achten Sie darauf, woher das Öl und seine Bestandteile kommen, und kaufen Sie bei Anbietern, denen Sie vertrauen.

Die verschiedenen Ölsorten

Leicht und flüchtig sind sie, die ätherischen Öle – aber zugleich eine Nahrung für Gesundheit und Sinne. Dieses Kapitel zeigt Wirkung und Anwendung auf.

Es gibt zahlreiche Ratgeber zur Aromatherapie, die Ihnen einen tieferen Einblick in die Materie geben, weshalb ich meine Ausführungen kurz und knapp halten werde. Im Anhang finden Sie eine Übersicht empfehlenswerter Bücher.

Basilikum

Das Wort »Basilikum« kommt aus dem Griechischen und bedeutet »König«. Im Deutschen ist die Pflanze auch als »Königskraut« bekannt. Seit jeher wird es genutzt, um Körper und Geist zu stärken. Therapeutisch wird es bei allerlei Beschwerden eingesetzt, zum Beispiel bei Bronchitis, Erkältungen, Grippe, Husten, Erschöpfung, Blähungen, Gicht, Insektenstichen, Muskelschmerzen, Rheuma und Nebenhöhlenentzündungen. Das ätherische Öl wehrt auch Insekten ab.

Wirkung Basilikumöl wirkt aufbauend und belebend, besonders bei Müdigkeit und Nebennierenschwäche. In der Aufbauphase nach einem Entzug wirkt es unterstützend. Auch unter dem Namen »Öl der Regeneration« ist es erhältlich und hilft uns, wenn wir Unterstützung und Regeneration brauchen.

Anwendung Kann auf den Druckpunkten unverdünnt angewendet werden. Bei Kindern und auf empfindlicher Haut nur verdünnt anwenden. Für eine stärkere Wirkung empfehle ich das Verdampfen.

Bergamotte

Diese Zitrusfrucht wirkt gleichzeitig entspannend, erfrischend und belebend.

Wirkung Sie lindert Akne, Lippenherpes, Schlafprobleme, Mundgeruch, Soor und Candidose, Erkältungen, Gürtelrose, Gelenkschmerzen, Depression und Stress.

Auf emotionaler Ebene hilft uns Bergamotte dabei, alte Vorstellungen von uns selbst loszulassen und uns anzunehmen. Sie schenkt uns Optimismus und Selbstvertrauen und lehrt, uns nicht immer selbst zu be- und verurteilen.

Anwendung Kann auf den Akupressurpunkten unverdünnt angewendet werden. Für eine tiefere Entspannung und um Giftstoffe aus dem Körper zu leiten, sollte Bergamotte verdampft oder inhaliert werden.

Achtung Bergamotte ist äußerst photosensitiv und kann zu Verbrennungen führen. Direktes Sonnenlicht und UV-Strahlung sollten nach dem Auftragen mindestens 72 Stunden gemieden werden.

Birke

Birkenöl ähnelt in Geruch und Zusammensetzung sehr dem Wintergrün. Von der chemischen Zusammensetzung ist es dem Aspirin ähnlich.

Wirkung Die Anwendungsgebiete reichen von Muskel- und Gelenkschmerzen sowie Gicht über Bluthochdruck, Krämpfen und Wassereinlagerungen bis hin zu Kreislaufschwäche. Es hilft wunderbar bei Prellungen und Knochenbrüchen, da es ähnlich wie Kortison gegen Entzündungen wirkt.

Birkenöl wird auch das »Öl der Unterstützung« genannt. Es ermutigt uns, auch alleine den Schritt nach vorn zu wagen, und lehrt uns, flexibel zu reagieren, während unsere innere Stärke wächst. Es unterstützt uns, negative generationenübergreifende Muster zu überwinden und uns das Gefühl zu erlauben, durch göttliche Gnade beschützt zu sein.

Anwendung Wenden Sie das Öl auf den Druckpunkten nur verdünnt an.

Achtung Das Öl sollte nicht in der Schwangerschaft angewendet werden. Selbst bei einer kurzen Anwendung können sich toxische Stoffe im Körper anlagern. Nehmen Sie höchsten alle paar Tage wenige Tropfen.

Blauer Rainfarn

Das Öl schimmert dunkelblau und riecht fruchtig-süß.

Wirkung Der Blaue Rainfarn ist bekannt für seine Wirkung gegen Entzündungen, Allergene, Pilze und bei Allergien. Er unterstützt allgemein die Gesundheit und reinigt Leber, Magen und Milz. Außerdem hilft er, Blutdruck, Blutzucker und auch das Atemsystem zu regulieren. Er schenkt uns Stabilität und gleichzeitig Flexibilität, lindert Sorgen und lässt uns Geduld und Frieden finden.

Anwendung Kann auf den Druckpunkten unverdünnt angewendet werden. Für eine tiefere Entspannung und als abschwellendes Mittel sollte das Öl verdampft oder eingeatmet werden.

Eukalyptus

Der Eukalyptusbaum stammt ursprünglich aus Australien und ist nicht nur der Rückzugsort für Koalas, sondern liefert auch ein Öl, das so mild ist, dass es sogar bei Kindern unverdünnt angewendet werden kann. (Aber bitte probieren Sie es zunächst an einer kleinen Stelle aus!) Es wirkt antiseptisch, gegen Viren, Pilze, Bakterien, Entzündungen und auch krampflösend und macht die Atemwege frei. Eukalyptus kommt bei Ohrenschmerzen, Gürtelrose, Erkältungen, Grippe, Antriebslosigkeit, Arthritis, Gelenkschmerzen und Verletzungen zum Einsatz. Er vertreibt alle möglichen Insekten, besonders in Kombination mit Zitrone und Pfefferminze.

Wirkung Eukalyptusöl wirkt wohltuend und unterstützt, wenn man ständig krank ist. Es fördert unsere körperliche, geistige und emotionale Gesundheit, indem es uns dazu bringt, lieber etwas für unsere Gesundheit zu tun, als uns mit einer Krankheit abzufinden. Wenn wir uns von unserer Umwelt eingeengt fühlen, verschafft es uns Luft zum Atmen.

Anwendung Kann unverdünnt auf den Druckpunkten angewendet werden. Bei Kindern besser verdünnt anwenden.

Fenchel

Fenchel hat ein lakritzähnliches Aroma und wird seit Jahrhunderten eingesetzt.

Wirkung Er wird bei Blähungen und Verstopfung genutzt, aber auch generell zur Unterstützung der Verdauung. Er reguliert außerdem die Hormone und wirkt ausgleichend auf einen langen Zyklus und Menstruationsschmerzen. Fenchelöl stärkt die Leber, wirkt gegen Nierensteine und Darmparasiten. Es lindert Krämpfe, Husten und Verstopfung und kann einen ungezügelten Appetit bremsen.

Fenchel stärkt uns, wenn wir vom Leben und all der Verantwortung überfordert und vor Angst und Scham wie gelähmt sind. Er schenkt uns Mut und Motivation und vertreibt unsere Selbstzweifel und Sturheit.

Anwendung Kann unverdünnt auf den Druckpunkten angewendet werden.

Achtung Nicht in der Schwangerschaft, bei Epilepsie oder Brustkrebs anwenden! Vorsichtig bei Nachtschweiß und Hitzewallungen anwenden.

Fichte

Fichten können bis zu 80 Meter hoch und 500 Jahre alt werden. Allein ihre Größe und Langlebigkeit macht das Fichtenöl zu einem starken Helfer, wenn es darum geht, das Hormonsystem ins Gleichgewicht zu bringen und Schmerzen zu lindern. Die Lakota-Indianer nutzen Fichten, um mit dem Großen Geist in Kontakt zu treten. Fichtenöl schirmt uns metaphorisch ab, schützt Mutter Erde und schickt uns Energie aus dem Universum.

Wirkung Fichtenöl hat kortisonähnliche Bestandteile, wirkt antiseptisch und abschwellend und hilft bei Arthrose und Schmerzen aller Art. Sogar in Putzmitteln kommt es aufgrund seiner antiseptischen Wirkung vor. Wie viele Koniferen wirkt es auch positiv auf unsere Lungen, lindert Husten und Asthma.

Anwendung Kann unverdünnt auf den Druckpunkten angewendet werden.

Achtung Nicht in den ersten drei Monaten der Schwangerschaft und bei Kindern anwenden!

Geranie

Geranie gilt als das Öl von Liebe und Vertrauen. Sie hilft uns, negative Erfahrungen aus der Vergangenheit hinter uns zu lassen und das Gute in anderen und der ganzen Welt sehen. Außerdem öffnet sie unser Herz, damit die Liebe ihren Weg zu uns findet.

Wirkung Geranie erfrischt die Haut und hilft bei Hautproblemen wie Akne, Hautentzündungen, Falten, Narben und der Wundheilung, besonders nach Operationen. Sie unterstützt Leber, Gallenblase, Bauchspeicheldrüse und Nieren. Außerdem reguliert sie das

Hormonsystem, lindert PMS und unterstützt die Libido. Sie wirkt gerinnungshemmend und regt das Lymphsystem an, Toxine auszuschwemmen und Fett zu verbrennen.

Anwendung Kann unverdünnt auf den Druckpunkten angewendet werden.

Grapefruit

Die Grapefruit ist eine Kreuzung aus Orange und Pampelmuse und wird generell mit Diäten in Verbindung gebracht. Sie hilft uns, unsere wahren körperlichen Bedürfnisse zu erkennen und unseren Körper liebevoll anzunehmen.

Wirkung Die Frucht wirkt entgiftend, hilft bei Harnverhalten, lindert Heißhungerattacken und wirkt sich bei regelmäßiger Anwendung positiv auf das Gewicht aus. Sie regt Gallenblase und Leber an, wirkt gegen fettige Haut und Cellulite und reinigt die Luft. Außerdem wird sie bei PMS, nervöser Erschöpfung, Depression und Selbstzweifeln genutzt.

Anwendung Kann unverdünnt auf den Druckpunkten angewendet werden.

Achtung Nicht anwenden, wenn Sie Blutdruckmedikamente einnehmen.

Ingwer

In den asiatischen Ländern ist Ingwer eins der beliebtesten Gewürze. Ingwer unterstützt uns kraftvoll dabei, vollkommen da zu sein und am Leben teilzunehmen. Er schenkt uns Energie und Mut, unterstützt das Gedächtnis und stärkt unser Selbstvertrauen und unsere Selbstbestimmung.

Wirkung Die chinesische Medizin schätzt Ingwer für seine Wirkung bei Verdauungsbeschwerden, Durchfall, Übelkeit, Erkältungen, Lebensmittelvergiftung, Krämpfen und Sodbrennen. Außerdem hilft er bei Schmerzen im Stütz- und Bewegungsapparat, Arthritis, Atemwegsinfekten, Bronchitis und Fließschnupfen.

Anwendung Kann unverdünnt auf den Druckpunkten angewendet werden. Bei Kindern und Menschen mit empfindlicher Haut nur verdünnt im Verhältnis 1:1 mit einem Trägeröl anwenden.

Koriander

Korianderöl wird aus den Samen des Echten Korianders hergestellt. Der aromatische Geruch des Korianderöls belebt, beruhigt und motiviert. Es hilft uns, Dinge nicht nur zu tun, um anderen zu gefallen, sondern uns selbst treu zu bleiben.

Wirkung Das Öl hilft bei Blähungen, Übelkeit und Lebensmittelvergiftungen. Es reguliert den Blutzuckerspiegel, wirkt wohltuend bei juckender Haut und Hautausschlägen und lindert Gelenkschmerzen. Außerdem wird es traditionell bei Impotenz, Frigidität und Libidoverlust genutzt. Es reguliert die endokrinen Hormone und senkt den Cholesterinspiegel.

Anwendung Kann unverdünnt auf den Druckpunkten angewendet werden.

Kurkuma

Die strahlend orangefarbene Knolle, die mit dem Ingwer verwandt ist, ist mit seinem Bestandteil Kurkumin ein natürliches Antibiotikum und mittlerweile auch in der Vorbeugung gegen Krebs anerkannt.

Wirkung Kurkumaöl lindert die Symptome einer Depression, schützt vor neurologischen Erkrankungen und bekämpft Darmkrebs. Auch gegen Epilepsie wird es genutzt. In der chinesischen und indischen Medizin sowie im Ayurveda ist Kurkuma bekannt dafür, aufgrund seiner antientzündlichen Eigenschaften gut gegen Arthrose zu helfen. Es unterstützt die Leber, zerstört Leukämiezellen und lindert Erkältungssymptome.

Anwendung Kann unverdünnt auf den Druckpunkten angewendet werden.

Lavendel

Immer wenn Sie nicht wissen, welches Öl Sie nehmen sollen, greifen Sie zu Lavendel. Es zählt zu den universell einsetzbaren Ölen und lässt sich gut mit anderen ätherischen Ölen mischen. Lavendelöl gilt als das »Öl der Kommunikation« und lässt uns sicherer auftreten und uns unsere wahren Gefühle ausdrücken.

Wirkung Bekannt ist Lavendel in erster Linie für seine beruhigenden Eigenschaften und seine positive Wirkung auf die Haut. Doch auch bei Arthrose, Rheuma, Allergien und Kopfschmerzen wird er gern genutzt. Er unterstützt die Entschlackung über die Lymphbahnen und stärkt das Immunsystem. Aufgrund seiner entspannenden Eigenschaften gleicht er Gefühlsextreme aus und verhindert stressbedingte Heißhungerattacken. Er wirkt bei Schlafproblemen, Verunsicherung, Gereiztheit und Schock. Geben Sie etwas Lavendelöl auf die Schläfen, um sich besser konzentrieren zu können und bei allen Arten von Kopfschmerzen.

Anwendung Kann unverdünnt auf den Druckpunkten angewendet werden.

Lemongrass

Der fruchtige Duft von Lemongrass entspannt und reinigt. Es schützt uns vor negativen Energien und stärkt unsere Intuition. Von alten Ideen und Glaubenssätzen werden wir gereinigt, um mit klarem Blick neue Möglichkeiten zu erkennen.

Wirkung Es reguliert den Parasympathikus und regt die Verdauung an. Das ätherische Öl wird sowohl bei Schilddrüsenunter- als auch -überfunktion angewendet. Es lindert Gelenkschmerzen, hält Muskeln und Gewebe geschmeidig, erneuert das Bindegewebe, erneuert die Bänder und regt den Kreislauf an. Insekten und andere Parasiten nehmen Reißaus, vor allem Fliegen, Zecken, Läuse und Wespen. In verdünnter Form kommt es auch als Deodorant zum Einsatz.

Lemongrass wirkt antiseptisch, gegen Pilze, Bakterien und Durchfallerkrankungen. Im Darm kann es den Biofilm der Candida-Sporen durchbrechen und deren Zellstrukturen verändern. Ein wunderbar reinigendes Öl!

Anwendung Verdünnen Sie Lemongrass bei der Anwendung auf den Druckpunkten im Verhältnis 1:4 (ein Tropfen Lemongrass auf vier Tropfen Trägeröl).

Limette

Limette wirkt stimmungsaufhellend und sorgt für mehr Elan. Menschen, die Enttäuschungen oder Trauer erlebt haben, schenkt es Freude und Dankbarkeit.

Wirkung Limettenöl lindert Halsschmerzen und unterstützt durch seinen Vitamin-C-Gehalt das Immunsystem. Es hilft bei Atemwegsinfekten, Lymphstau, Harnwegs- und Verdauungsbeschwerden. Wie auch die Zitrone vertreibt die Limette depressive Verstimmungen und Erschöpfung. Limettenöl wirkt belebend, klärend und verbessert das Gedächtnis. Es entgiftet Nieren und Leber, verbessert den Auswurf von Schleim aus den Lungen und hilft bei Nebenhöhlenentzündungen und Infektionskrankheiten. Auch bei Windpocken, Kopfläusen und Lippenherpes wird es genutzt.

Anwendung Kann unverdünnt auf den Druckpunkten angewendet werden. Bei Kindern und Menschen mit empfindlicher Haut am besten verdünnt im Verhältnis 1:1 mit einem Trägeröl anwenden.

Majoran

Majoran kannten die Griechen als »die Freude der Berge«. Seit Tausenden von Jahren wird er therapeutisch genutzt. Es ist ein sehr aromatisches Gewürz, das uns dabei unterstützt, anderen Menschen zu vertrauen und sinnstiftende Beziehungen einzugehen. Das Öl gilt als das »Öl der Verbindung«, stellt Vertrauen wieder her und lässt uns offen sein, sodass wir Beziehungen voller Liebe und Vertrauen führen können.

Wirkung Hauptsächlich behandelt man mit ihm Muskelverspannungen, Verstauchungen und Arthrose. Majoran hilft aber auch bei Atemwegsbeschwerden wie Bronchitis und unterstützt die Gehirnfunktion. Außerdem lindert er Migräne und Kopfschmerzen und entspannt die Blutgefäße, was wiederum den Herzdruck senkt. Auch bei Verdauungsbeschwerden wie Blähungen, Verstopfung und Problemen mit der Darmperistaltik ist Majoran ein wunderbares Kraut. Majoranöl stärkt und schützt den Parasympathikus und lindert starke Erschöpfung. Es mildert einen übermäßigen Sexualtrieb und stärkt die Willenskraft.

Anwendung Kann unverdünnt auf den Druckpunkten angewendet werden.

Mandarine/Wildorange

Zum chinesischen Neujahrsfest steht die Mandarine für Glück, Wohlstand und ein langes Leben. Das ätherische Öl gilt auch für Kinder, Schwangere und ältere Menschen als sicher. Mandarinenöl öffnet uns für unser inneres Kind und lehrt uns, wie wir wieder authentisch leben können. Es erinnert uns an die unendliche Großzügigkeit des Universums.

Wirkung Es wird bei PMS, Menstruationskrämpfen und generell Krämpfen im ganzen Körper angewendet. Schon ein paar Tropfen können die Krämpfe im Handumdrehen lösen. Mandarinenöl verbessert den Lymphfluss, lindert Sodbrennen und kurbelt die Verdauung an. Es wirkt gegen Ängste und Sorgen und verbessert die Konzentration. Auf das Nervensystem wirkt es beruhigend und ausgleichend, weshalb es bei Hysterie, Nervosität und Unruhe genutzt wird. In der Hautpflege wird es bei fettiger Haut angewendet, aber auch zur Zellerneuerung und bei der Pflege von Dehnungsstreifen.

Anwendung Kann unverdünnt auf den Druckpunkten angewendet werden.

Melisse

Melisse gilt als die Heilpflanze schlechthin, wenn es um ein angespanntes Nervenkostüm geht. Gemeinsam mit Rose und Neroli gehört Melisse zu den Ölen, die unserem Herzen guttun. Seine sanften Schwingungen schicken Stärke und Vitalität bis in unser Herz und unsere Seele und erinnern uns an das Göttliche in uns.

Wirkung Melissenöl hat darüber hinaus antivirale Eigenschaften und bekämpft Erkältungen, Lippenherpes, Herpes, Fieberbläschen und Gürtelrose. Es wirkt antidepressiv und lindert Ängste und Schockzustände. Außerdem stärkt es das Herz, wirkt blutdrucksenkend, lindert Schwindel und Kopfschmerzen, hilft bei schmerzhaftem Zyklus, Verdauungsproblemen und Übelkeit.

Anwendung Kann unverdünnt auf den Druckpunkten angewendet werden.

Muskatellersalbei

Muskatellersalbei lockt unsere Kreativität, Intuition und unser geistiges Gesicht hervor. Unser Urteilsvermögen profitiert, sodass wir Entscheidungen fällen können, die von unserer inneren Wahrheit und nicht unserem Ego geleitet werden.

Wirkung Muskatellersalbei gilt als typisches Frauenkraut, da es bei PMS und in den Wechseljahren hormonregulierend wirkt. Außerdem stärkt es das Immunsystem und wirkt krampflösend. Es hilft bei Problemen mit der Verdauung und dem Blutzuckerspiegel und kann das Sehvermögen verbessern. Darüber hinaus wirkt es beruhigend, aber auch leicht aufbauend, was bei Depression und Panikattacken helfen kann.

Anwendung Kann unverdünnt auf den Druckpunkten angewendet werden.

Narde

Die Narde gehört zur selben Gattung wie der Baldrian und ist ein kostbares ätherisches Öl. Es ist eines der besten Öle, um Körper, Geist und Seele zu entspannen, uns bei der Meditation zu unterstützen und Kontakt zum Göttlichen aufzunehmen.

Wirkung Es hilft bei Schlafproblemen und kann unterbewusste Traumatisierungen lösen. Außerdem lindert es Candidosen, Verdauungsbeschwerden, Übelkeit, Muskelkrämpfe, PMS, Menstruationsbeschwerden und hilft gegen vorzeitige Hautalterung. Das verjüngende, belebende Öl hilft ebenso gegen gerötete Augen und Hautausschläge.

Die Narde, auch Speichenähre genannt, schenkt uns spirituelle Hingabe, Mitgefühl und inneren Frieden.

Anwendung Kann unverdünnt auf den Druckpunkten angewendet werden.

Nelke

Die Nelke unterstützt uns, aus unserem »Opferdenken« herauszufinden und uns nicht mehr als schwach und ausgeliefert wahrzunehmen. Sie hilft uns, uns treu zu bleiben und unsere Grenzen klar zu setzen.

Wirkung Die Nelkenknospe wirkt stark antioxidativ und darüber hinaus antiseptisch gegen Viren, Bakterien und Pilze. Nelkenöl hilft bei Infektionen im Bereich der Zähne, infizierten Wunden, Schnittverletzungen, Verbrennungen und Prellungen. Nelke an sich unterstützt auch Leber und Gehirn, den Kreislauf, die Schilddrüse und hilft bei der Raucherentwöhnung.

Anwendung Vermischen Sie Nelkenöl 1:1 mit fraktioniertem Kokosöl und wenden Sie es dann auf den Druckpunkten an. Geben Sie drei Tropfen Öl auf einen Wattebausch und halten Sie diesen fünf Minuten auf die infizierte Stelle gedrückt, damit der Schmerz nachlässt und Bakterien bekämpft werden. Wenn Sie Lust auf eine Zigarette haben, geben Sie stattdessen ein bis zwei Tropfen dieser Ölmischung auf die Zunge.

Achtung Vorsicht beim Verdampfen! Einige Bestandteile können sonst die empfindliche Nasenschleimhaut angreifen. Atmen Sie den Dampf nur indirekt ein und achten Sie darauf, dass er nicht in Ihr Gesicht weht.

Niaouli

Niaouli ist sanfter, lieblicher als Teebaumöl und verträgt sich gut auf empfindlicher Haut. Aber glauben Sie nicht, dass es deshalb weniger wirksam ist! Jeffrey Yuen ist der Meinung, dass es eines der stärksten antiviral wirksamen Öle ist.

Wirkung Das Öl wirkt antiseptisch und hilft deshalb bei Hautleiden wie Akne, Furunkeln, Schnittwunden und Insektenstichen. Außerdem stärkt es die Konzentration, klärt einen schweren Kopf und die Atemwege und wirkt stimmungsaufhellend.

Anwendung Niaouli ist sehr aufputschend und sollte immer mit einem entspannenden Öl wie beispielsweise Lavendel gemischt werden.

Achtung Nur verdünnt auf den Druckpunkten anwenden! Auf gar keinen Fall in den ersten drei Schwangerschaftsmonaten, während der Stillzeit und bei Kindern unter 3 Jahren anwenden.

Oregano

Bereits Hippokrates, der Begründer der modernen Medizin, soll Oregano zur Behandlung seiner Patienten genutzt haben. Kein Wunder, denn es ist eins der stärksten antibakteriell wirksamen Öle und bekämpft Infektionen zuverlässig. Oregano hilft uns, übermäßigen Stolz bis hin zur Eitelkeit, Materialismus und toxische Verhaltensweisen und Beziehungen hinter uns zu lassen, um offen und ungezwungen in die Zukunft zu blicken.

Wirkung Außerdem hilft es gegen Pilzinfektionen, Parasiten, Lebensmittelvergiftung, Staphylokokkeninfektionen, Harnwegsinfekte, Erkältungen und andere Virusinfektionen sowie Husten und weitere Atemwegserkrankungen. Auch bei Muskel- und Gelenkschmerzen und für die Verdauung ist Oregano eine gute Wahl.

Anwendung Verdünnen Sie Oreganoöl bei der Anwendung auf Druckpunkten im Verhältnis 1:3 (ein Tropfen Oreganoöl auf drei Tropfen Trägeröl). Wählen Sie eine höhere Verdünnung für Kinder, ältere Menschen und Personen mit empfindlicher Haut.

Achtung Darf nicht in der Schwangerschaft angewendet werden!

Pfefferminze

Bei Pfefferminze denken wir oft gleich an Bonbons. Ihr starkes Aroma hat es in sich und findet in vielen Bereichen Anwendung. Minze bringt Schwung und vertreibt Stolz und Überheblichkeit. Wenn unsere Gefühle Achterbahn fahren, schenkt sie uns Entlastung und die Erkenntnis, dass »auch das wieder vorbeigehen wird«.

Wirkung Da sie antientzündlich wirkt, mildert sie Allergiesymptome, senkt Fieber, hilft bei Asthma, Nebenhöhlenentzündungen, Zahnschmerzen, Halsschmerzen und etlichen weiteren Beschwerden. Ihre krampflösenden Eigenschaften kommen bei Muskelverspannungen und Verdauungsbeschwerden zum Einsatz. Sie belebt, wärmt und kühlt gleichzeitig. Hitzewallungen werden gelindert und unserem Gehirn schickt sie nach dem Essen das Signal, dass wir satt sind. Sie fördert die Gehirnfunktion, das Erinnerungsvermögen und sogar das Haarwachstum. Gurgeln Sie eine Mischung aus Minzöl und Kokosöl, um Mundgeruch zu bekämpfen.

Anwendung Kann unverdünnt auf den Druckpunkten angewendet werden, sollte bei Kindern und Menschen mit empfindlicher Haut im Verhältnis 1:1 verdünnt werden (ein Tropfen Minzöl auf einen Tropfen Trägeröl).

Achtung Nicht im Gesicht und im Bereich der Augen anwenden. Manche Quellen empfehlen, Minzöl nicht bei Kindern unter 8 Jahren und in der Stillzeit anzuwenden.

Römische Kamille

Die Römische Kamille ist eine sanfte, sichere Pflanze, die beruhigend auf das Nervensystem wirkt. Ihre strahlend weißen Blüten helfen uns, den Sinn unseres Lebens zu finden. Sie hält unsere Sorgen und Ängste im Zaum und schenkt uns Frieden und Geduld. Außerdem erlangen wir die Zuversicht, unseren eigenen Weg zu gehen.

Wirkung Sie hilft bei Stress, Furcht, Schock, posttraumatischen Belastungsstörungen, extremer Angst, ADHS, Depression und Schlafproblemen. Sie wirkt gegen Pilze und Bakterien und stärkt das Immunsystem, indem sie die weißen Blutkörperchen unterstützt, die wiederum Allergien, Infektionen und Erkältungen bekämpfen. Ihre schmerzlindernden Eigenschaften kommen bei der Behandlung von Arthrose, Rückenschmerzen, Verstauchungen, Zerrungen und Gelenkschmerzen zum Einsatz. Auch das Verdauungssystem wird unterstützt, zum Beispiel bei Verstopfung, Durchfall, Übelkeit, Magenverstimmungen, beim Reizdarmsyndrom und bei Wurmbefall. Ebenso kann sie bei Frauenleiden wie PMS, schmerzhafter Menstruationsblutung und Reizbarkeit helfen.

Anwendung Kann unverdünnt auf den Druckpunkten angewendet werden, sollte bei Kindern und Menschen mit empfindlicher Haut aber im Verhältnis 1:1 gemischt werden (ein Tropfen ätherisches Öl auf einen Tropfen Trägeröl).

Rosmarin

Wie Lavendel und Kamille, so gehört auch Rosmarin zu den vielfältig einsetzbaren Ölen. Rosmarin hilft Menschen in Übergangsphasen wie Hochzeit, Einschulung oder auch Berufseinstieg. Er hilft uns, neue Informationen anzunehmen und zuversichtlich durch diese Umbruchphasen zu gehen.

Wirkung Seine schmerzlindernde Wirkung hilft bei Arthritis, Rheuma, Gicht und

Zerrungen. Er wirkt bei Atemwegsinfekten, Nebennierenschwäche und chronischer Müdigkeit, Nervosität, Depression, aber auch bei Verdauungsbeschwerden. Er schützt die Leberzellen und beugt somit Blutarmut vor. Außerdem unterstützt er das zentrale Nervensystem und lindert geistige und körperliche Erschöpfung.

Anwendung Kann unverdünnt auf den Druckpunkten angewendet werden, sollte bei Kindern und Menschen mit empfindlicher Haut aber im Verhältnis 1:1 verdünnt werden (ein Tropfen Rosmarinöl auf einen Tropfen Trägeröl).

Achtung Nicht in der Schwangerschaft anwenden!

Sandelholz

In vielen Religionen gilt der Sandelholzbaum als einer der heiligsten Bäume. Das Öl wird seit Tausenden von Jahren auf der ganzen Welt während der Meditationsphasen in Klöstern genutzt. Sandelholz stärkt das Herz und hilft uns, dass uns emotionale Probleme aus der Vergangenheit nicht länger belasten. Es gilt als das »Öl der heiligen Hingabe« und unterstützt uns bei Meditation und Gebet, indem es uns Ehrfurcht und Ausrichtung auf das Göttliche beschert.

Wirkung Therapeutisch wird Sandelholz bei Depression genutzt. Es wirkt bei Entzündungen, Krebs und auch adstringierend und beruhigt das Nervensystem. Das Öl wirkt ausgleichend auf die Haut und wird deshalb bei trockener Haut, Kopfhaut, Schuppenflechte, Hautentzündungen, Narben und Wunden sowie Krämpfen angewendet. Es verbessert den Kreislauf und löst Stauungen in Nieren, Blase und den Atemwegen.

Anwendung Kann unverdünnt auf den Druckpunkten angewendet werden.

Schwarzer Pfeffer

Schwarzen Pfeffer kennt man in der Regel nur als Gewürz in der Küche. Das Öl jedoch ist hilfreich für Menschen, die sich viele Sorgen und Gedanken machen und sehr ängstlich sind. Es lädt uns ein, »das Gedankenkarussel zu verlassen«, ruhiger zu werden und uns selbst treu zu bleiben.

Wirkung Das Öl hilft gegen Nikotinabhängigkeit und unterstützt somit Raucher beim Loskommen von den Glimmstängeln. Außerdem regt es das endokrine System an, gibt uns einen Energiekick, bekämpft Infektionen und unterstützt die Verdauung. Es wirkt schleimlösend und antioxidativ.

Anwendung Bei Kindern und auf empfindlicher Haut nur verdünnt anwenden. Tragen Sie das Öl verdünnt auf die Druckpunkte auf. Bei der Raucherentwöhnung lassen Sie es am besten verdampfen oder inhalieren Sie es.

Teebaumöl

Teebaumöl ist bekannt für seine immunstärkende Wirkung, da es zugleich gegen Bakterien, Viren, Pilze und Parasiten und auch schmerzstillend wirkt. Menschen, die schlecht Grenzen setzen können und in Abhängigkeitsverhältnissen zu anderen Menschen leben, profitieren sehr davon. Es löst negative Verbindungen, damit gesunde Beziehungen entstehen können.

Wirkung Es findet Anwendung bei Allergien, Erkältungen und Virusinfekten. Auch unterstützt es die Vermehrung der weißen Blutkörperchen und die Bildung von Antikörpern. Das Öl reduziert außerdem Falten, hilft bei Schuppenflechte und weiteren Hauterkrankungen wie Gürtelrose und Insektenstichen. Sogar gegen Tumoren, Entzündungen und Röntgenverbrennungen wird es genutzt. Seine antiseptischen Eigenschaften bekämpfen Parasiten, Candida-Sporen und helfen bei Blasenentzündungen.

Anwendung Kann unverdünnt auf den Druckpunkten angewendet werden.

Vetiver

Vetiver ist ein Süßgras, das auch als »Öl der Gelassenheit« bekannt ist, da es uns erdet und beruhigt. Vetiver hilft uns, unsere Mitte zu finden und mit unseren Gefühlen im Einklang zu sein. Es öffnet uns für das, was ist, und vertreibt Gleichgültigkeit und Niedergeschlagenheit.

Wirkung Es hilft bei ADS, ADHS, Verletzungen und Schock und ermöglicht uns, uns zu entspannen. Es wirkt antiseptisch, krampflösend und immunstimulierend, regt aber auch die Bauchspeicheldrüse an. Vetiver lindert postpartale Depression und wirkt ausgleichend auf das zentrale Nervensystem. Auch bei fettiger Haut, Akne und reifer Haut kann es hilfreich sein.

Anwendung Kann unverdünnt auf den Druckpunkten angewendet werden.

Wacholder

Wacholderöl gilt auch als das »Öl der Nacht«. Es hilft denen, die sich im Dunkeln fürchten, und auch denen, die sich im übertragenen Sinne vor den dunklen, unbekannten Seiten ihres Selbst fürchten. Es ermutigt uns, uns unseren Ängsten zu stellen und dem Unbekannten in uns, ohne dass wir uns unsicher fühlen müssen. Schlussendlich schenkt es uns die Erkenntnis, dass wir vor nichts Angst haben müssen außer vor der Angst selbst und dass wir uns als Ganzes voller Mitgefühl annehmen dürfen.

Wirkung Die blauschwarzen Wacholderbeeren wirken entgiftend und helfen bei allerlei Hautproblemen. Sie regen Leber und Nieren an und kommen bei Wassereinlagerungen und Harn- und Inkontinenzbeschwerden zum Einsatz. Früher wurden Wacholdersträucher verbrannt, um die Ausbreitung der Pest und anderer Seuchen zu verhindern. Wacholder ist harntreibend, hilft bei Atemwegsbeschwerden, senkt den Cholesterinspiegel und hilft bei Verdauungsproblemen und Blähungen. Ein wunderbares Mittel bei Magenverstimmungen, unregelmäßigem Zyklus, zur Stabilisierung des Blutzuckerspiegels und wenn man durcheinander ist und das Gedankenkarussell nicht still stehen will.

Anwendung Kann unverdünnt auf den Druckpunkten angewendet werden. Beim Verdampfen vertreibt es negative Energien aus dem Raum.

Weihrauch

Weihrauch gilt als das Öl der Könige, und seit jeher als sicher in der Anwendung.
Er stärkt den Geist und verbessert unsere spirituelle Wahrnehmung und Balance. Die Wirkung ist stimmungsaufhellend und erdend. Weihrauch lässt Körper und Geist bei einer Meditation zur Ruhe kommen.

Wirkung Weihrauchöl stärkt das Immunsystem und kommt bei vielerlei Beschwerden zum Einsatz: Atemwegsinfektionen,

Lymphstau, Krebs, Prostataproblemen, Erkrankungen der Fortpflanzungsorgane, Menstruationsbeschwerden, außerdem stärkt es Lungen und Herz. Weihrauch verbessert die Wund- und Hautheilung, mildert Narben, lindert Ischiasbeschwerden und kann sogar gegen Warzen und Pilzinfektionen helfen. Ein richtiger Alleskönner, der bei zahlreichen Beschwerden und Erkrankungen von Nutzen sein kann.

Anwendung Kann unverdünnt auf den Druckpunkten angewendet werden.

Wintergrün

Wintergrün hilft uns beim Loslassen und bei der Hingabe an eine höhere Macht. Das Leben muss nicht schwer sein. Wintergrün schenkt uns einen neuen Blickwinkel, damit wir unser Leben leicht und unbeschwert führen können.

Wirkung Die wärmenden Eigenschaften des Wintergrüns und dessen antientzündliche Wirkung helfen bei Muskel- und Gelenkschmerzen, Gicht, Nervenschmerzen, Knochensporn, Schulter- und Knorpelverletzungen. Es unterstützt den Kreislauf, schützt vor Herzkrankheiten, mildert Bluthochdruck und lindert Kopfschmerzen, die durch eine Stauung in der Leber entstanden sind. Es ist basisch und wirkt stimmungsaufhellend. Außerdem sorgt es dafür, dass unsere Sinne geschärft sind.

Anwendung Verdünnen Sie Wintergrün bei der Anwendung auf den Druckpunkten im Verhältnis 1:6 (ein Tropfen Wintergrün auf sechs Tropfen Trägeröl).

Ylang-Ylang

Ylang-Ylang ist eine wohlduftende tropische Pflanze, die das Herz stärkt. Sie lässt emotionale Wunden aus der Vergangenheit heilen und holt unterdrückte Gefühle ans Licht. Mit ihr erinnern wir uns an das unschuldige Kind in uns und ermöglichen es uns, mit ihm wieder in Kontakt zu treten.

Wirkung Das Öl wirkt ausgleichend auf das Hormonsystem, senkt Bluthochdruck, löst Ängste und hilft bei schwacher Libido und Impotenz. Es beruhigt das Nervensystem und schenkt uns Ausgeglichenheit.

Anwendung Kann unverdünnt auf den Druckpunkten angewendet werden.

Zedernholz

Die Zeder wird bereits in der Bibel sehr häufig erwähnt. Man kennt das Zedernöl auch als »Öl der Gemeinschaft«, denn es stärkt das Gemeinschafts- und Zugehörigkeitsgefühl, gerade bei Menschen, die sich mit sozialen Beziehungen eher schwertun. Wir erkennen, dass wir nicht allein sind und Beziehungen viel Freude bereiten können.

Wirkung Die Pflanze wirkt ausgleichend auf das Nervensystem. Außerdem hilft sie, mit Ärger und Stress umzugehen. Zedernöl wird angewendet bei ADS, Schuppenflechte, Husten, Beschwerden der Nebenhöhlen und Lungen, Schlaganfall, Blasenentzündungen und Akne. Es schlägt Mücken in die Flucht und stärkt das Immunsystem.

Anwendung Bei Kindern und auf empfindlicher Haut nur verdünnt anwenden.

Zitrone

Zitronenöl wird aus der Schale von Zitronen gewonnen und wirkt reinigend, sowohl auf das Lymphsystem als auch auf die Leber und das Verdauungssystem. Sein fruchtiger Duft macht munter. Es kann uns aus depressiven Phasen helfen und uns wieder Freude und Leichtigkeit verspüren lassen. Ängste und Selbstbeurteilung und -verurteilung werden gedämpft, sodass wir wieder zuversichtlich nach vorn blicken können.

Wirkung Es reinigt den Körper auch von Parasiten. Das Gehirn wird angeregt und somit auch die Konzentrationsfähigkeit. Es hilft bei Verstopfung und Schleimbildung, Allergien, Nieren- und Gallensteinen sowie Krampfadern. Sodbrennen und Reflux werden gelindert, Fieber und Bluthochdruck gesenkt. Es erfrischt die Luft und wirkt antiseptisch und adstringierend.

Anwendung Kann unverdünnt auf den Druckpunkten angewendet werden.

Zypresse

Zypresse wirkt entspannend auf das zentrale Nervensystem und lindert Verlustgefühle. Sie stärkt uns emotional, lässt uns das Vergangene hinter uns lassen und im Hier und Jetzt leben.

Wirkung Das ätherische Öl verleiht uns einen klareren Geist und erdet uns. Es stärkt die Blutgefäßwände und unterstützt die Blase bei Bettnässen und Inkontinenz. Außerdem lindert es die Beschwerden bei Magen-Darm-Infekten, Gicht und Arthrose. Es unterstützt die weiblichen Hormone bei starker Menstruationsblutung, Endometriose und Myomen.

Das Zypressenöl verbessert die Haut bei Cellulite und unterstützt den Blutfluss in die Muskeln, um Schmerzen und Krämpfe zu mildern.

Anwendung Kann unverdünnt auf den Druckpunkten angewendet werden.

Hilfe bei verschiedenen Beschwerde-bildern

Erfahren Sie im Folgenden, wie die Verbindung von Aromatherapie und Akupressur zur Harmonie von Körper, Geist und Seele führt und welche Symptome damit gelindert werden können.

Schnell für Entspannung sorgen

Vor der Behandlung noch einfach und wirkungsvoll für Ruhe im Kopf sorgen. Dabei helfen zwei Druckpunkte am Ohr.

Akupressur hilft, egal in welcher Gemütsverfassung sich der Patient befindet. Dennoch habe ich in meiner eigenen Arbeit festgestellt, dass die Ergebnisse deutlich besser sind, wenn sich der Patient in einem Zustand völliger Entspannung befindet. Vor jeder Behandlung mit Aroma-Akupressur beginne ich mit den folgenden Hauptpunkten. Sie beruhigen Körper und Geist, sodass die Harmonisierung beginnen kann. Als Erstes drücke ich die beiden Hauptpunkte am Ohr. Von den etwa einhundert Druckpunkten dort, gibt es nur wenige Hauptpunkte. Diese sind deshalb so besonders, weil sie bei fast jedem Menschen unterschiedliche Beschwerden lindern.

Zwei der bekanntesten Hauptpunkte heißen Shen Men (»Tor der Götter«) und »Nullpunkt«.[3] Sie befinden sich in der Ohrmuschel beziehungsweise an der Außenseite des Ohres.

[3] Dieser Druckpunkt hat keinen chinesischen Namen, da er von dem französischen Arzt und Begründer der Ohrakupunktur, Paul Nogier, entdeckt wurde.

Shen Men ist ein Punkt, der für Ruhe, Harmonie und Klarheit sorgt. Er hilft bei Stress, Schmerzen, Druck, Aufregung, Depression, Schlafstörungen, Unruhe und Überempfindlichkeit. Er ist auch einer der ersten Punkte, der zur Entgiftung nach Drogen-, Alkohol- und Medikamentenmissbrauch genutzt wird.

Der Nullpunkt bringt den gesamten Körper und die Körperfunktionen ins Gleichgewicht. Laut der chinesischen Philosophie liegt der Schlüssel zu einem langen, gesunden Leben darin, diesen Gleichgewichtszustand (Homöostase) beizubehalten. Je besser ein Körper all seine Funktionen aufeinander abgestimmt hat, umso gesünder, energiegeladener und resilienter ist der Mensch. Der gesamte Alterungsprozess kann auch als schrittweise Verschlechterung dieser Homöostase angesehen werden. Der Nullpunkt ist die ultimative Verjüngungskur, denn er sorgt für Harmonisierung auf mehreren Ebenen: auf der energetischen, der hormonellen und der neurologischen. Dürfte ich einen Patienten nur mit einer einzigen Nadel behandeln, würde ich sie an diesen Punkt setzen.

Diese beiden Punkte sind so wirkungsvoll, dass man sie auch dann bearbeiten kann, wenn man keine Zeit für eine umfassendere Behandlung mit Aroma-Akupressur hat. Binnen Sekunden werden Sie wieder tief durchatmen können und sich wie neugeboren fühlen. Erfrischt und gelassen können Sie sich dann gesammelt an Ihr Tagewerk machen. Für die körperliche Entspannung eignet sich auf diesen Punkten Bergamotte besonders gut. Man ertappt mich oft, wie ich mit den Fingern in meinen Ohren puhle und dabei sicherlich lustig aussehe – aber ich atme wunderbar durch und fühle mich danach um Längen besser. Kein Wunder, dass dieser Punkt das »Tor der Götter« genannt wird.

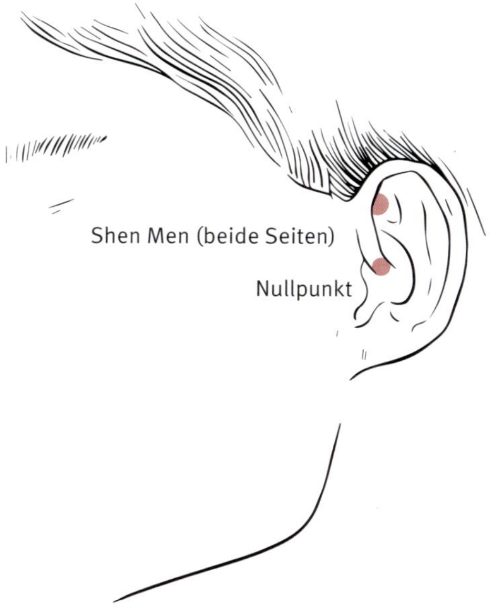

Der Druckpunkt Shen Men befindet sich an der Spitze der dreieckigen Vertiefung Fossa triangularis. Der Nullpunkt befindet sich am Treffpunkt von Ohrhöhlung (Concha auriculae) und der Ohrleiste (Helix). Beide Punkte werden zur Stimmungsverbesserung und Entspannung genutzt.

Mehr Aufmerksamkeit und Konzentration!

Wohl jeder kennt Konzentrationsprobleme bei Müdigkeit oder Sorgen. Doch wenn dies zur krankhaften Störung führt, gilt es eine Behandlungsmethode zu finden.

ADS und ADHS

Ein Aufmerksamkeits-Defizit-Syndrom (ADS) zeichnet sich durch Unaufmerksamkeit und fehlende Konzentration aus. Auffälliger sind Kinder, die an einer Aufmerksamkeits-Defizit-Hyperaktivitäts-Störung (ADHS) leiden. Sie sind zusätzlich hyperaktiv, ungeduldig und störend. Auch wenn jeder hin und wieder Schwierigkeiten hat, still zu sitzen und aufmerksam zuzuhören, fällt es manchen Menschen so schwer, dass es sie in ihrem Alltag einschränkt. Bei mehr als drei Viertel dieser Kinder reichen die Symptome bis ins Erwachsenenalter.

Auch wenn sich diese Störung auf verschiedene Weise bemerkbar macht, gibt es doch einige typische Merkmale: Man wird leicht durch die Umgebung abgelenkt, hat Mühe still zu sitzen, driftet während einer Unterhaltung mit seinen Gedanken ab, ohne es selbst zu bemerken, hat Schwierigkeiten, sich auf eine Aufgabe oder Handlung zu konzentrieren oder konzentriert bei der Sache zu bleiben. Wissenschaftler vermuten, dass diese Störungen auch eine genetische Ursache haben könnten. Aber viele Studien legen ebenso nahe, dass die Ernährung, Lebensmittelunverträglichkeiten, Umweltgifte durch Umweltverschmutzung und Pestizide einen größeren Einfluss haben und sich so die wachsende Zahl Betroffener erklärt.

In der Traditionellen Chinesischen Medizin geht man davon aus, dass die Milz der Sitz des Denkens ist, der für Lernen, Erinnern, Konzentration und Fokussierung zuständig ist. Ist die Milz schwach, kann das Denken schwerfallen und die Konzentration beeinträchtigt sein. Auch wenn die Milz nicht so bekannt ist wie der Magen, ist sie sein wichtigster Verbündeter. Die Milz übernimmt die vom Magen aufgespaltenen Nährstoffe und verwandelt sie in Qi, die Lebensenergie, die sie dann an den restlichen Körper schickt. Wenn jemand einen schlechten Tag wegen falscher Ernährung oder Stress hat, kann das auch als »brennende Magenschmerzen« wahrgenommen werden, was laut der alten

Schriften dazu führen mag, dass sich diese Person zu Hause zurückzieht, alle Fenster und Türen schließt, allein sein möchte, unkontrolliert redet, lacht oder singt, aggressives Verhalten zeigt oder sich aller Kleidung entledigt. Sie finden, das klingt etwas übertrieben? In weniger schweren Fällen wirkt der Betroffene zerstreut, besorgt, hypomanisch und hyperaktiv. Außerdem kann die Milz ihre Aufgabe, gute Nährstoffe zum Gehirn und an den restlichen Körper zu schicken, nicht richtig erfüllen, was wiederum zu einer eingeschränkten Denkleistung führt.

Interessanterweise haben sowohl die westliche als auch die östliche Philosophie erkannt, dass ein schlechtes Verdauungssystem zu allen möglichen geistigen und körperlichen Einschränkungen führen kann, insbesondere auch zu einem schlechten Erinnerungs- und Konzentrationsvermögen.

Aus Sicht der chinesischen Medizin hilft es bei ADS/ADHS auch, Magen, Geist und Körper zu »kühlen«, also zu beruhigen. Der Druckpunkt, den ich sehr erfolgreich bei meinen betroffenen Patienten anwende, ist NI 1, auch »sprudelnder Quell« genannt, der sich auf der Fußsohle befindet. Dazu nutze ich Vetiveröl. Diese Kombination senkt die überbordende Hitze und Energie, führt sie nach unten Richtung Erde ab. Sie hilft beim Zentrieren, Stabilisieren und Beruhigen.

Aroma-Akupressur bei ADS und ADHS

Nutzen Sie so viele Punkte und Öle, wie Sie brauchen. Es müssen nicht alle der hier erwähnten sein. Bleiben Sie bei den Druckpunkten, die sich gut anfühlen, und dem Öl, das Sie vorrätig haben. Die einzelnen Öle und Punkte sind paarweise oder in Gruppen aufgeführt. Jedes Öl sorgt für eine bestimmte Wirkung, die vom Druckpunkt unterstützt wird. Die Öle passen nur zu dem jeweils angegebenen Druckpunkt. Nicht jedes Öl einer Gruppe wirkt auf jedem Punkt gleich gut.

Öl

Vetiver: Beruhigt, erdet, kühlt und nährt.

Druckpunkte

NI 1: Verbindet uns mit der Erde und bringt uns ins Hier und Jetzt zurück.

Yin Tang: Beruhigt und zentriert.

Öl

Pfefferminze: Regt die Gehirntätigkeit an und verbessert das Erinnerungs- und Konzentrationsvermögen.

Druckpunkt

LG 20: Klärt das Gehirn, versorgt es mit neuer Energie und hilft bei Kopfschmerzen.

Öl

Zedernholz: Stabilisiert und stärkt das Qi. Kann die Konzentration verbessern.

Druckpunkte

KG 6: Der Mittelpunkt des Körpers. Verbindet uns mit der Erde, beruhigt und stärkt gleichzeitig.

LG 26: Beruhigt und führt uns ins Hier und Jetzt.

Öl

Limette: Wirkt aufheiternd, ermunternd und unterstützt Dankbarkeit. Kann auf Wunsch mit anderen Ölen gemischt werden.

Lavendel: Beruhigt und entspannt.

Druckpunkte

Yin Tang: Beruhigt den schwatzhaften Geist, hilft beim Fokussieren und schenkt uns Erkenntnis.

KG 17: Zentriert und beruhigt.

Öl

Blauer Rainfarn: Kann gegen das Gefühl helfen, sich in etwas verrannt zu haben und darin gefangen zu sein.

Druckpunkt

DI 4: Hilft loszulassen, beruhigt und lindert Schmerzen. Dieser Punkt darf nicht in der Schwangerschaft behandelt werden!

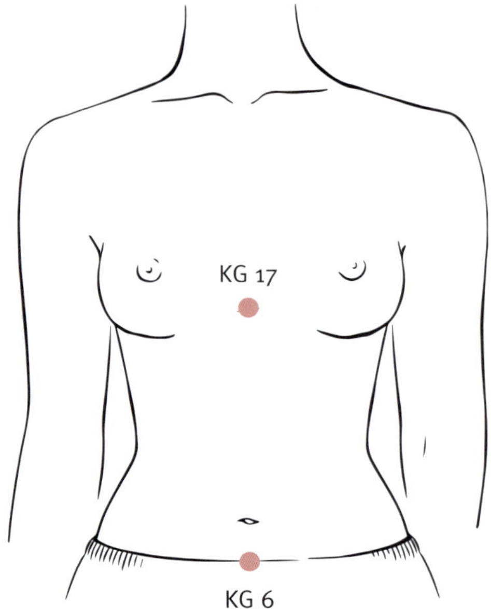

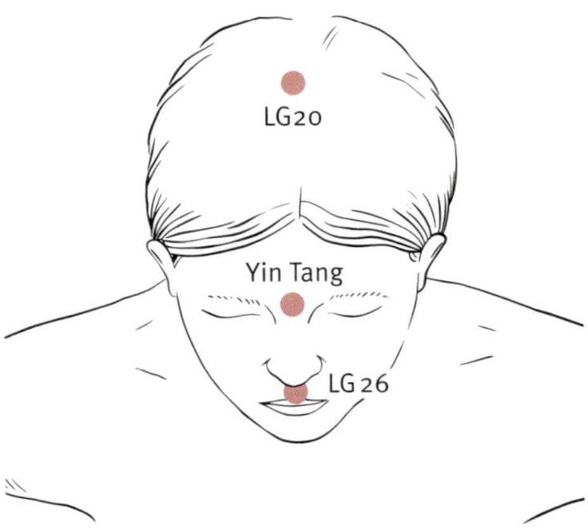

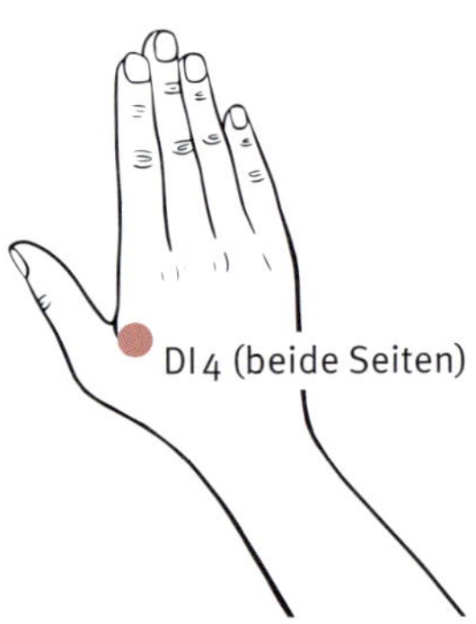

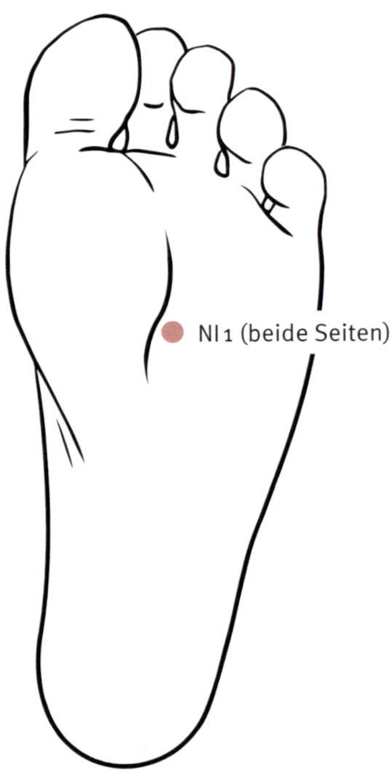

Nebennieren und Lebenskraft

Die Nebennieren sind zwei überaus wichtige Drüsen. Sie kümmern sich darum, dass wir mit Stress zurechtkommen. Arbeiten sie nicht richtig, muss etwas getan werden.

Diese Drüsen helfen uns, adäquat mit Stress umzugehen, und sind zuständig für den sogenannten Kampf-, Flucht- oder Totstellreflex. Sobald eine Gefahr gewittert wird, reagieren sie automatisch, damit Sie handeln, bevor Sie überhaupt darüber nachdenken können. Das tun die Nebennieren, indem sie verschiedene Hormone wie Kortisol, Adrenalin und Noradrenalin ausschütten. Deshalb ist es entscheidend, dass Ihre Nebennieren die richtige Menge an Hormonen produzieren können. Ein Zuviel oder Zuwenig kann ein ziemliches Durcheinander in Ihrem Körper anrichten.

Energiemangel und Müdigkeit gehören zu den häufigsten Beschwerden, über die meine Patienten klagen. Und doch wissen die wenigsten, dass sie an einer Nebennierenschwäche leiden. Müdigkeit scheint zu unserem Lebensstil dazu zu gehören und wird schnell abgetan. Wer an einer Nebennierenschwäche leidet, hat jedoch mit einer generellen Erschöpfung zu kämpfen, die auch nach vielen Stunden Schlaf nicht vergeht.

Ein Alarmzeichen für Nebenniereninsuffizienz ist der Motivationsmangel aufgrund der ständigen Müdigkeit. Weitere typische Symptome einer Nebennierenschwäche sind Überforderung, ein ständiges Angstgefühl und Konzentrationsprobleme.

Wenn wir ständig anhaltendem Stress ausgesetzt sind, kapitulieren irgendwann unsere Nebennieren. Es gibt unzählige Dinge, die Stress auslösen können. Hier eine (unvollständige) Liste:

- Schock
- Traumatisierung
- Grübeleien
- Sorgen
- schlechte Ernährung
- Belastung durch Schwermetalle
- übermäßige körperliche Anstrengung
- zu viel Arbeit bei zu wenig Erholungszeit
- zu viel Kaffee, Tee, Nikotin
- Schmerzmittel
- Kortison
- Schlafmangel
- Infektionskrankheiten

Ich finde es interessant, dass der Körper auf eingebildete Bedrohungen genauso reagiert wie auf reale. Wenn man zum Beispiel ständig in Sorge ist, seinen Job zu verlieren, hinterlässt das an den Nebennieren und im Immunsystem dieselben Spuren, als wäre man tatsächlich arbeitslos geworden. Was Sie denken und wie Sie sich fühlen, hat einen großen Einfluss auf Ihre Nebennieren und somit auf Ihr Wohlbefinden. Schätzt das Gehirn etwas als Gefahr ein, gehen die Nebennieren an die Arbeit. Sie geben an das Nervensystem das Signal weiter, die Flucht zu ergreifen, sich für den Kampf zu rüsten oder sich tot zu stellen. Selbst wenn die (vermeintliche) Gefahr vorbei ist, kämpft der Körper weiter. Leben wir über Jahre in so einem Ausnahmezustand, werden unser Immunsystem und die Nebennieren geschwächt.

Weitere Symptome einer Nebennierenschwäche sind:

- ständiges Frieren
- Angst
- chronische Infekte
- sexuelle Unlust
- Nachtschweiß
- nächtlicher Harndrang
- Depression
- Überempfindlichkeit auf Umwelteinflüsse
- Fibromyalgie
- Kopfschmerzen
- Unterzuckerung
- Konzentrationsschwäche
- Allergien
- Schlafstörungen
- Benommenheit
- Schmerzen im unteren Rücken, im Bereich der Nieren und des Kreuzbeins
- niedriger Blutdruck
- Muskelschwäche
- Gedächtnisschwäche
- wenig Schweißbildung
- Überempfindlichkeit gegenüber Helligkeit, Geräuschen, Berührungen und Bewegungen
- extreme Erschöpfung
- Gewichtszunahme oder auch starker Gewichtsverlust
- Überforderung, selbst bei Kleinigkeiten
- Übelkeit

Eine ziemlich lange Liste. Bei mir selbst bemerkte ich eines Tages 16 von 25 Symptomen, denn ich hatte mir viel zu viel zugemutet. Ich war sicher, es ginge schon und ich käme mit allem zurecht. Als ich die ersten Symptome bemerkte, dachte ich nicht im Traum daran, dass sie etwas mit meinen Nebennieren zu tun hätten. Ich schluckte mehr Nahrungsergänzungsmittel und pflanzliche Präparate und machte weiter wie zuvor. Die Mittelchen halfen zwar, aber ich bekämpfte nicht die Ursache meiner Leiden, nämlich meinen gehetzten Lebensstil. Nachdem ich lange genug die Augen vor der Wahrheit verschlossen hatte, rebellierte mein Körper, meine Gesundheit war angeschlagen. Nun musste ich etwas an meinem Leben ändern. Und das tue ich noch immer, denn Gesundheit ist ein ständiger Prozess.

Alte Gewohnheiten und das alte Selbstbild lassen sich nur schwer ändern. Aber ich weiß, dass das Leben ohne eine stabile Gesundheit keinen Spaß macht. Ich persönlich möchte dieses Leben so sehr genießen wie nur möglich. Und ich bin sicher, Sie auch!

Dabei hilft mir unter anderem, dass ich mich mit Aroma-Akupressur gut um mich selbst kümmere. Ich genieße ruhige Zeiten, die ich mir bewusst gönne und die meinem Unterbewusstsein signalisieren, dass ich für mich sorge. Und darüber hinaus rieche ich auch noch jederzeit gut!

Wenn Sie seit längerer Zeit an mehreren der vorgenannten Symptome leiden, ist es wichtig, dass sie einen erfahrenen Arzt oder Therapeuten finden. Einen guten Überblick über den Hormonstatus Ihrer Nebennieren und insbesondere Ihren Kortisolspiegel erhalten Sie mittels eines Speicheltests, denn dieser misst nur die aktiven Hormone und gibt Ihnen deshalb eine exakte Rückmeldung, wie es gerade um Ihren Körper bestellt ist.

In der chinesischen Medizin gelten die Nieren als das mit Abstand wichtigste Organ in Bezug auf Lebensdauer und -qualität. Dort sitzt das Jing: die Essenz, das Leben und die Kreativität. Ein gutes Qi in den Nieren sorgt für eine gute körperliche Verfassung, Zielstrebigkeit und Willenskraft. Da die Nebennieren mit dem Nieren-Qi zusammenhängen, wird Nebennierenschwäche gleichfalls als eine Schwäche der Nieren angesehen. Kurzgefasst lässt sich sagen, dass die Nieren überstrapaziert sind und Ruhe, Entspannung und liebevolle Zuwendung bitternötig haben.

Oder man kann sich das Nieren-Qi als eine Art Sparschwein für sein Jing vorstellen. Jeder kommt mit einer bestimmten Menge Jing in diesem Sparschwein zur Welt. Die Chinesen stellen sich vor, dass man nicht mehr Jing anhäufen kann, als bei Geburt in dieses Sparschwein gepasst hat, sondern die Essenz lediglich weniger wird.

Viel Jing geht bei Krankheiten, Verletzungen, Stress und schlechter Ernährung dahin. Die chinesische Bewegungsform Qigong ist generell bei Asiaten und bei Chinesen ganz besonders beliebt, weil sie das Jing bewahrt. Eine Nebennierenschwäche ist ein deutliches Zeichen, dass bereits zu viel Jing aufgebraucht wurde.

Etliche Gewohnheiten lassen sich so verändern, dass die Symptome gemildert und eine Nebennierenschwäche geheilt werden kann. Sorgen Sie zunächst für sich selbst, zum Beispiel durch Aroma-Akupressur und ausgewogene Ernährung. Auch wenige passende Nahrungsergänzungsmittel und generell weniger Stress können viel ausmachen.

Die folgenden Druckpunkte und Öle stärken das Nieren-Qi. Da viele dieser Symptome gleichzeitig zu den alltäglichen Beschwerden gehören, können Sie auch direkt beim jeweiligen Beschwerdebild nachschlagen.

Aroma-Akupressur für Nebennieren und Kortisolspiegel

Nutzen Sie so viele Punkte und Öle, wie Sie brauchen. Es müssen nicht alle der hier erwähnten sein. Bleiben Sie bei den Druckpunkten, die sich gut anfühlen, mit dem Öl, das Sie vorrätig haben. Die einzelnen Öle und Punkte sind paarweise oder in Gruppen aufgeführt. Jedes Öl sorgt für eine bestimmte Wirkung, die vom Druckpunkt unterstützt wird. Die Öle passen nur zu dem jeweils angegebenen Druckpunkt. Nicht jedes Öl einer Gruppe wirkt auf jedem Punkt gleich gut.

Öle

Basilikum: Erweckt das elektrische Leitungssystem des menschlichen Körpers zum Leben.

Nelke: Unterstützt den Kreislauf und den Energiefluss. (Unbedingt verdünnt anwenden!) Nur sparsam anwenden, wenn Sie unter Hitzewallungen leiden.

Geranie: Lindert Angst und Anspannung. Kann helfen, das Hormonsystem ins Gleichgewicht zu bringen.

Druckpunkte

BL 23 und BL 47: Unterstützen Nieren und Lebenskraft.

LG 4: Belebt das Jing.

KG 4: Stärkt Körper, Geist und Seele.

Öl

Lavendel: Hilft bei Stress; wirkt antimikrobiell.

Druckpunkte

Yin Tang: Beruhigt, zentriert und öffnet das dritte Auge.

KG 6: Der Mittelpunkt des Körpers. Verbindet uns mit der Erde, beruhigt und stärkt gleichzeitig.

DI 4: Hilft bei Halsschmerzen, Schmerzen, Müdigkeit und vielem mehr. (Nicht in der Schwangerschaft behandeln!)

GB 21: Entspannt und erleichtert dem Qi, bis zum Gehirn zu fließen. (Nicht in der Schwangerschaft behandeln!)

MA 36: Hilft bei Müdigkeit und stärkt den Körper.

Öle

Geranie: Lindert Angst und Anspannung. Kann helfen, das Hormonsystem ins Gleichgewicht zu bringen.

Muskatellersalbei: Hilft beim Fokussieren und sorgt für Klarheit. Wirkt gegen übermäßiges Grübeln. Bringt das Hormonsystem ins Gleichgewicht.

Druckpunkte

GB 20: Klärt den Geist.

KG 6: Der Mittelpunkt des Körpers. Verbindet uns mit der Erde, beruhigt und stärkt gleichzeitig.

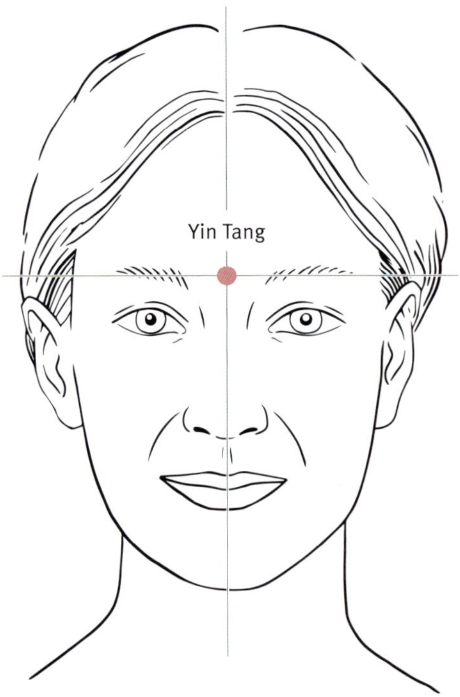

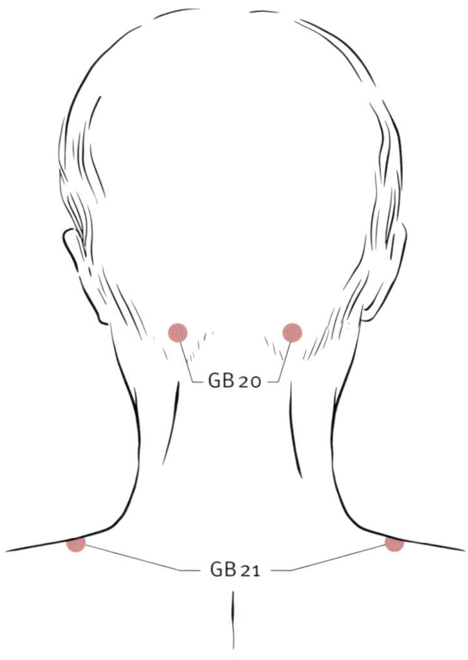

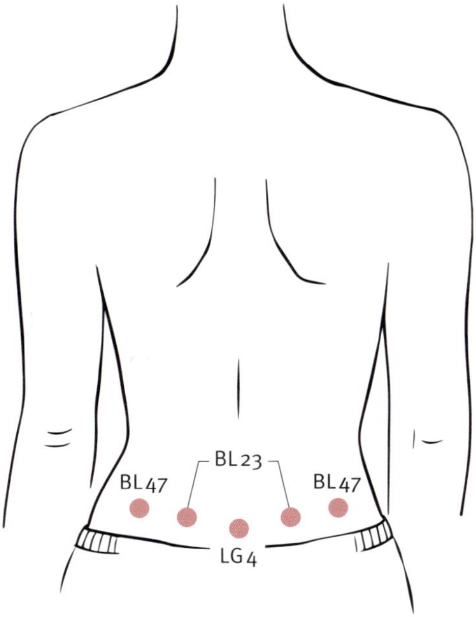
BL 47
BL 23
BL 47
LG 4

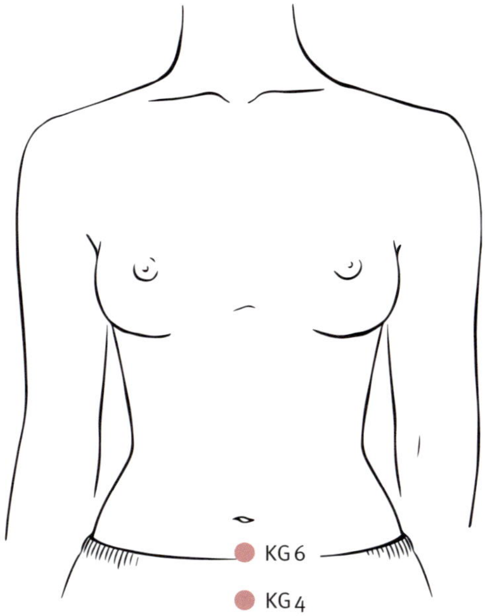
KG 6
KG 4

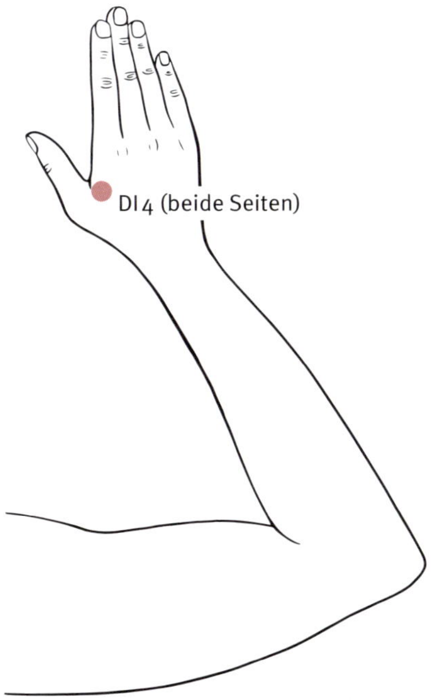
DI 4 (beide Seiten)

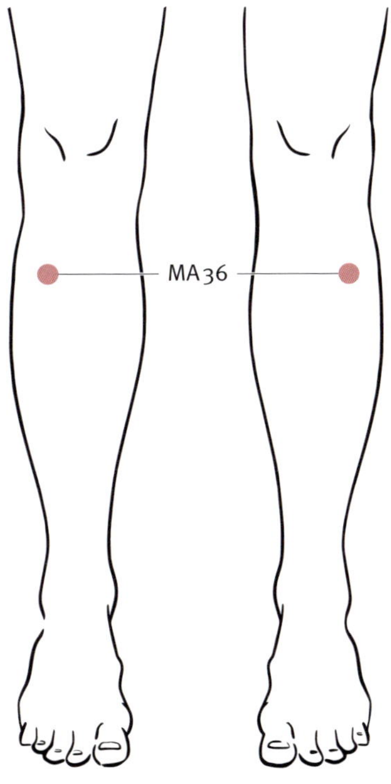
MA 36

Allergien

Allergien sind die körperliche Reaktion auf Allergene – Stoffe, die Ihr Körper als fremd einstuft. Sie sind ein Indiz dafür, dass Ihr Immunsystem überschießend reagiert.

Kommt Ihr Körper zum ersten Mal mit einem Allergen in Kontakt, produzieren die Plasmazellen Immunglobulin E (IgE), einen spezifisch für dieses Allergen passenden Antikörper. Das IgE heftet sich an die Oberfläche Ihrer Mastzellen. Diese Zellen kommen in großer Zahl an den Außengrenzen des Körpers vor, also dort, wo wir mit unserer Umwelt in Berührung kommen, zum Beispiel in der Haut und der Nasenschleimhaut. Sie sorgen dafür, dass sich Entzündungsreaktionen in Grenzen halten. Die Mastzellen setzen wichtige chemische Botenstoffe wie Histamin frei, um das Allergen zu bekämpfen.

Beim Zweitkontakt mit einem Allergen springen die Mastzellen binnen Minuten an und setzen Histamin, Leukotriene und Prostaglandine frei, die für sämtliche Allergiesymptome verantwortlich sind, die Sie kennen: Niesen, Fließschnupfen, Halsschmerzen, stoßweise Hustenanfälle, juckende Augen…

Ein sehr bekanntes Allergen sind Pollen, aber es gibt noch etliche andere Auslöser. Schimmelpilze, Staub, Luftverschmutzung, Hausstaubmilben, Tierhaare, Kakerlaken, Umweltgifte, Putzmittel, Kosmetikprodukte oder Lebensmittel. Jeder reagiert anders. Und nur weil man bislang noch nicht auf etwas allergisch reagiert hat, heißt das nicht, dass es nicht noch passieren kann.

Etwa einer von neunzig Menschen leidet darunter so sehr, dass er einen Arzt aufsucht. Ein Großteil hat nur leichte Symptome. Jeder kann auf alltägliche Dinge allergisch reagieren, doch meistens liegt dabei eine familiäre Vorbelastung vor. Besonders gefährdet sind Menschen, die selbst oder deren Verwandte an anderen Formen von Allergien leiden wie Asthma oder Neurodermitis. Die Nebenwirkungen chronischer oder unbehandelter Allergien können zu einem chronischen Krankheitsgefühl oder ständiger Gereiztheit führen. Wiederkehrende Allergieschübe können zu chronischer Nasennebenhöhlenentzündung und Polypen führen. Außerdem hat oder entwickelt ein nicht gerade kleiner Teil der Menschen mit respiratorischen Allergien Asthma. Daher meidet man bei Allergien am besten den Auslöser, denn dann geht es einem sofort besser.

Ist das nicht möglich, ohne an Lebensqualität einzubüßen, nutzen viele Allergiker rezeptfreie Antihistaminika in Form von Tabletten, Nasenspray oder Augentropfen. Diese wirken, indem sie die Ausschüttung des körpereigenen Histamins blockieren – des Botenstoffs, der für Allergiesymptome wie juckende, tränende Augen, Niesen oder eine laufende Nase sorgt. Antihistaminika wirken bei Heuschnupfensymptomen zeitweise erstaunlich gut. Sie sollten aber mit Bedacht eingesetzt werden, da sie die Schleimhäute austrocknen, was die Histaminempfindlichkeit noch erhöhen kann. Außerdem kann es zu Nebenwirkungen wie Kopfschmerzen, Verstopfung, Benommenheit und verschwommenem Sehen kommen. In der Schwangerschaft sind diese Medikamente nicht geeignet. Wenn man sie länger als einen Monat nutzt, lässt die Wirkung nach. Abschwellende Sprays, Klimaanlagen und Luftreiniger können die Symptome lindern. Medikamente unterdrücken aber meist nur die Symptome und wirken nicht auf die generelle allergische Reaktion.

In schweren Fällen kann auch über eine Desensibilisierung nachgedacht werden, bei der über einen Zeitraum von bis zu fünf Jahren das Allergen in die Blutbahn gespritzt wird, um die Immunantwort des Körpers zu unterdrücken. Die Ergebnisse sind recht verschieden.

Die Traditionelle Chinesische Medizin geht davon aus, dass Allergien ursächlich auf einem geschwächten Immunsystem beruhen, mit einem Mangel an Lungen-Qi, der Fähigkeit der Lungen, Eindringlinge wie Pollen zu bekämpfen, oder auf »einem Angriff erhitzter Luft in der Lunge«, was bedeutet, dass man starkem Wind oder Viren oder Bakterien in der Luft ausgesetzt war, die zu fieberhaften Symptomen führen. Deshalb geht es bei der Aroma-Akupressur vornehmlich darum, das Lungen-Qi zu stärken, um die angestaute Hitze loszuwerden. Der Körper kann abkühlen und andere Allergiesymptome wie eine verstopfte oder laufende Nase und Juckreiz verschwinden. Außerdem soll das Nervensystem dazu angeregt werden, Botenstoffe auszuschütten, die den Körper harmonisieren. Der bessere Energiefluss und die biochemische Ausgeglichenheit unterstützen die Selbstheilungskräfte.

Anne

» *Eine meiner Patientinnen ist eine schwer beschäftigte Unternehmerin. Sie litt ständig unter Allergien: Niesen, Schniefen, Husten, Naseputzen und Augenreiben gehörten für sie zum Alltag. Sie schlief schlecht und war von einer vor Kurzem stattgefundenen Reise nach Tucson, Arizona, noch sehr erschöpft. Dort hatte sie sich auch noch Wüstenfieber und eine verstopfte Nase eingehandelt. Die heißen Winde der letzten Nächte hatten die Allergie ausgelöst und ihr Hustenanfälle, rote, juckende Augen und eine Nebenhöhlenentzündung beschert. Während ihres Aufenthalts ging es ihr so schlecht, dass sie rezeptfreie Medikamente zu sich nehmen musste. Diese halfen zwar, machten sie aber auch benommen. Nachdem sie wieder zurück war, zeigte ich ihr, wie sie sich mit Aroma-Akupressur behelfen und auch ihr Immunsystem stärken konnte. Ich riet ihr zusätzlich, bei Lebensmitteln vorsichtig zu sein, die diese Symptome auslösen oder verschlimmern könnten, insbesondere Zucker und Gluten, die auch noch zahlreiche andere Krankheiten nach sich ziehen können: Diabetes, Übergewicht und Autoimmunerkrankungen. Ich empfahl ihr, mindestens dreimal täglich mit einem ätherischen Öl eine Akupressur durchzuführen, auch dann noch, wenn die Symptome sich besserten. Denn wir wollten ja nicht nur die Symptome lindern, sondern auch das Immunsystem und ihre Lungen stärken.*

Aufgrund ihrer Geschäftsreisen konnte sie erst drei Wochen später damit starten, aber dann schlug die Behandlung sehr schnell an. Sie schlief besser und trotz ihrer zahlreichen Reisen hatte sie seitdem keinen Allergieschub mehr. Nun hat sie immer etwas Öl dabei. Wenn sie unterwegs ist oder viel Stress hat, kümmert sie sich vorsorglich um ihr Immunsystem.

Die folgenden Druckpunkte und Öle können die Symptome und Nachwirkungen von vielen Allergien bessern. Auch wenn die Symptome vielfältig sind, wirken die folgenden Kombinationsmöglichkeiten auf die gängigen Symptome und unterstützen Ihren Körper, bevor es zum Schub kommt. Wenn die Beschwerden nicht verschwinden oder sich gar verschlimmern, ist es an der Zeit, mithilfe eines ausgebildeten Therapeuten oder Heilpraktikers nach den tiefer liegenden Ursachen zu suchen.

Aroma-Akupressur zur Unterstützung bei Allergien

Nutzen Sie so viele Punkte und Öle, wie Sie brauchen. Es müssen nicht alle der hier erwähnten sein. Bleiben Sie bei den Druckpunkten, die sich gut anfühlen, und dem Öl, das Sie vorrätig haben. Die einzelnen Öle und Punkte sind paarweise oder in Gruppen aufgeführt. Jedes Öl sorgt für eine bestimmte Wirkung, die vom Druckpunkt unterstützt wird. Die Öle passen nur zu dem jeweils angegebenen Druckpunkt. Nicht jedes Öl einer Gruppe wirkt auf jedem Punkt gleich gut.

Öle

Teebaumöl: Stärkt das Lungen-Qi. Wirkt gegen Bakterien, Parasiten, Viren und wirkt abschwellend.

Weihrauch: Stärkt das Immunsystem, wirkt schleimlösend.

Druckpunkte

DI 20: Hilft bei verstopfter Nase.

NI 27: Wirkt schleimlösend, lindert Husten.

DI 4: Hilft bei zahlreichen Allergiesymptomen.

3E 5: Macht Kopf und Ohren frei.

DI 11: Mildert die Hitze bei Entzündungsreaktionen.

MA 36: Stärkt das Immunsystem und den ganzen Körper.

Öl

Pfefferminze: Sanfter Schleimlöser. Kühlt den Körper, befreit die Nebenhöhlen.

Druckpunkte

BL 10: Lindert Allergiesymptome wie gereizte Augen und Kopfschmerzen.

NI 27: Wirkt schleimlösend, lindert Husten.

DI 20: Hilft bei verstopfter Nase.

DI 11: Mildert die Hitze bei Entzündungsreaktionen.

Öl

Weihrauch: Stärkt das Immunsystem, wirkt schleimlösend.

Druckpunkte

KG 6: Der Mittelpunkt des Körpers. Verbindet uns mit der Erde, beruhigt und stärkt gleichzeitig.

LE 3: Befreit Kopf und Augen.

Öl

Niaouli: Kraftvoll gegen Viren und Allergene. Wird vorbeugend genutzt. (Hautreizend! Nicht in konzentrierter Form anwenden!)

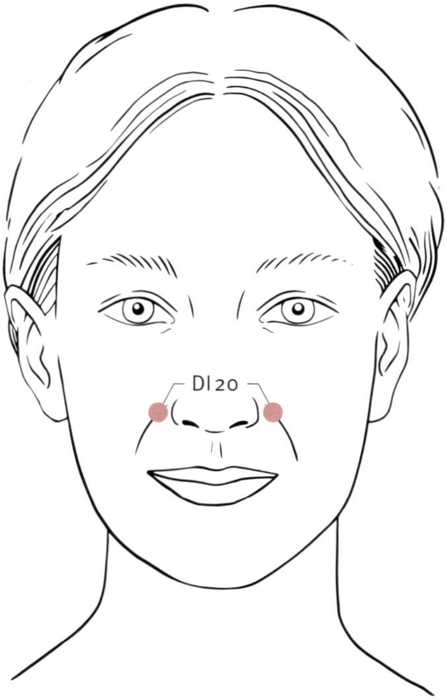
DI 20

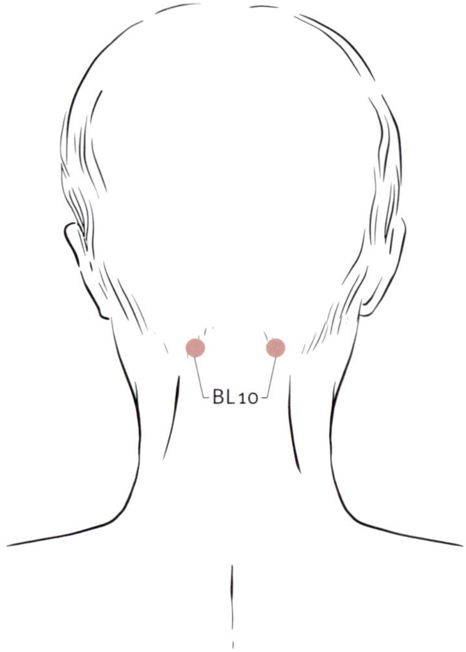
BL 10

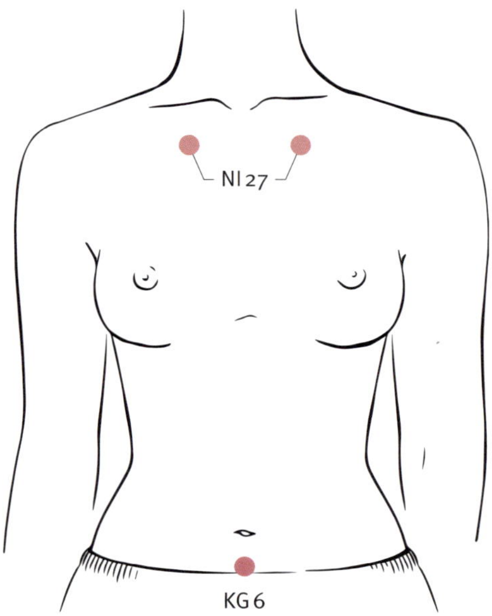
NI 27
KG 6

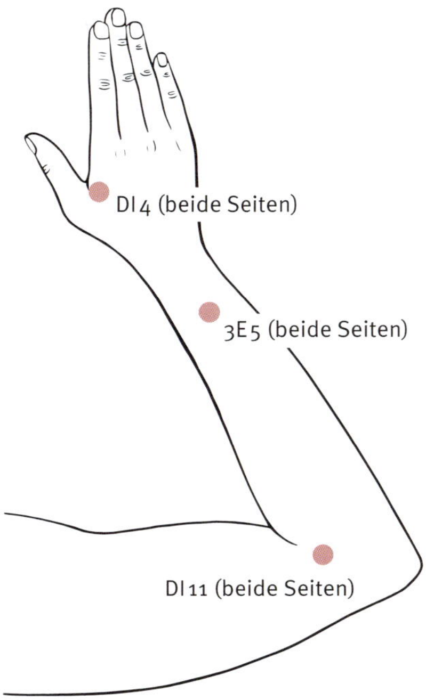
DI 4 (beide Seiten)
3E 5 (beide Seiten)
DI 11 (beide Seiten)

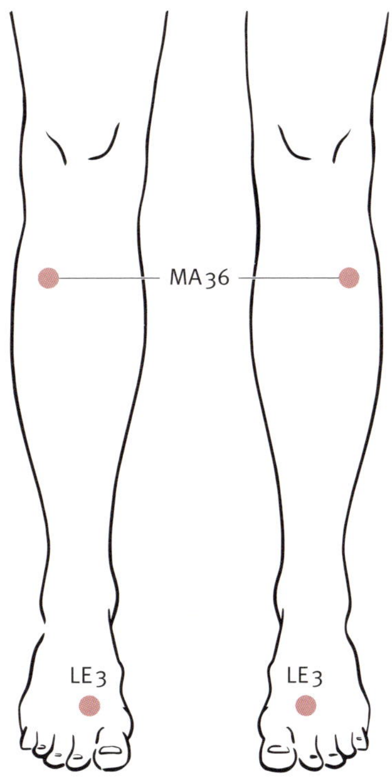
MA 36
LE 3
LE 3

Angst und Stress

Ein bisschen Angst hat jeder, und das ist gut so, denn sie lässt uns Gefahren erkennen. Doch wenn sie außer Kontrolle gerät, ist die Lebensqualität eingeschränkt.

In unserer schnelllebigen, hektischen Welt ist es fast unmöglich, nicht hin und wieder gestresst und überfordert zu sein. Stress gehört ein Stück weit zum Leben dazu, wenn aber der Auslöser nicht behoben wird, kann sich eine Angststörung entwickeln. Dann wirkt sich der Stress auf unseren Alltag und unsere Beziehungen zu anderen Menschen aus. Der Körper kapituliert, es kommt zu Symptomen wie Herzrasen, Bluthochdruck, Nebennierenschwäche, Schlafstörungen, Verdauungs- und Schilddrüsenproblemen.

Es gibt viele Stressbewältigungsstrategien. Wofür Sie sich entscheiden, ist nicht so wichtig. Wichtig ist, dass Sie lernen, sich zu entspannen und ruhig zu bleiben, egal, was um Sie herum los ist. Außerdem sollten Sie herausfinden, was Sie in Stress versetzt.

Eine generalisierte Angststörung (GAS) zeichnet sich durch eine generelle, anhaltende Angst ohne konkreten Auslöser aus, die sich körperlich in Schwitzen, Anspannung und hohem Puls niederschlägt.

Die Symptome sind unter anderem:

- anhaltende Besorgnis, die größer ist, als es die konkrete Situation erklärt
- Konzentrationsprobleme
- Schwierigkeiten, Entscheidungen zu treffen
- Reizbarkeit
- verändertes Schlafmuster und Erschöpfung
- Verdauungsprobleme
- Nervosität und Anspannung
- Schmerzen, insbesondere auch Kopfschmerzen

Wer an einer Angststörung leidet, zeigt mitunter auch Symptome einer Depression, die mit der Angststörung einhergehen oder zu einer eigenständigen depressiven Störung werden kann. Die Symptome sind sich ähnlich, teilweise sogar gleich. Der Unterschied besteht in der anhaltenden Angst, die man bei einer Angststörung verspürt.

Was eine generalisierte Angststörung auslöst, ist noch nicht geklärt, aber es scheint eine genetische Komponente zu geben. Manche Menschen sind einfach ängstlicher als andere, und oft kommen ängstliche Persönlichkeiten familiär gehäuft vor. Wer an einer Angststörung leidet, hatte vielleicht eine schwierige Kindheit oder hat als Heranwachsender Dinge erlebt wie Missbrauch, traumatische Erlebnisse wie den Tod eines Elternteils oder Freundes. Auch wer in schwierigen familiären Verhältnissen lebt, schwierige Beziehungen oder traumatische Erlebnisse hatte, trägt ein höheres Risiko.

Martin A. Katzman schrieb 2009 in einem Artikel über die generalisierte Angststörung, dass Frauen doppelt so häufig betroffen seien wie Männer. Arbeitslose, Hausfrauen, getrennt lebende, geschiedene oder verwitwete Personen sind ebenfalls häufiger betroffen. Auch die chemische Zusammensetzung im Gehirn ist ein weiterer möglicher Auslöser. Botenstoffe wie Serotonin und Noradrenalin beeinflussen die Gemütslage und das Denken. Generalisierte Angststörungen könnten mit einem erhöhten Spiegel dieser beiden Botenstoffe in Verbindung stehen.[4]

Die westliche Medizin kennt einige Möglichkeiten für die Langzeitbehandlung, unter anderem Psychotherapien wie die kognitive Verhaltenstherapie und Medikamente (zum Beispiel Paroxetin).

Die chinesische Medizin geht davon aus, dass Gefühle wie Stress und Angst die Lebensenergie schneller verbrauchen. Diese Energie, auch Jing genannt, befindet sich in den Nieren und spielt eine große Rolle dabei, wie würdevoll man altert. Bei einer Person, die ein relativ schweres Leben hatte, unter Traumata leidet, Medikamente einnimmt, krank ist, ist die Lebensenergie schneller verbraucht als bei jemandem, der gesund und relativ stressfrei lebt. Ist die Lebensenergie aufgebraucht, geht es mit der Gesundheit schneller bergab und man altert schneller.

In der chinesischen Medizin glaubte man auch lange, dass sich Angst auf das Herz niederschlägt. Je nachdem, wie es dem Herzen grundsätzlich geht, wirkt sich chronische Angst, insbesondere auch Traurigkeit, auf verschiedene Weise auf das Qi aus. Bei einem schwachen Herzen kann die generalisierte Angststörung Symptome wie Herzflimmern, Erschöpfung, Schlaf- und Blutdruckprobleme verursachen.

Seit Tausenden von Jahren nutzt man Akupunktur zusammen mit bestimmten Kräutern, um den Geist zu beruhigen und die Angst zu lindern. Sie kann sogar eine lang bestehende Angststörung und deren Auswirkungen eindämmen.

Die Aroma-Akupressur kann auch Ihnen beim Entspannen helfen. Atemtechniken, Meditation und eine gesunde Ernährung unterstützen das noch. Aber bitte unterschätzen Sie nicht, wie sehr sich lang andauernde Ängste auf den Körper auswirken können, und suchen Sie sich ärztliche oder therapeutische Hilfe.

In meiner Praxis sehe ich mir zunächst an, wie mein Patient auf Stress reagiert. Ich nutze dazu die Fünf-Elemente-Lehre, die sich damit befasst, Gefühle ins Gleichgewicht zu bringen und ungesunde Reaktionen auf Stress zu verändern. Sie kann sogar dabei helfen, dass der Umgang mit Stress als ein Weg für unser persönliches Wachstum angesehen wird.

[4] Katzman, M.A. Current Considerations in the Treatment of Generalized Anxiety Disorder. CNS Drugs 2009, 23 (2): 103–120. doi: 10.2165/00023210-200923020-00002

Elisabeth

» *Elisabeth, Angestellte in einem großen Unternehmen, litt an Angstattacken, die scheinbar aus dem Nichts kamen. Sie war schon immer nervös und machte sich um ziemlich alles Gedanken: was sie anziehen und essen sollte, um ihr Gewicht, ihren Beruf, den Umgang ihres Mannes mit Geld, ihren Sohn, der zu nichts Lust hatte ... Einfach um alles. Außerdem litt sie an einer Divertikulitis (einer Entzündung der Dickdarmschleimhaut), hohem Blutdruck, Depression und Hautentzündungen.*

Als sie das zweite Mal in meiner Praxis war, spürte sie eine Angstattacke anrollen. Schnell hielt ich ihr ein Fläschchen Bergamotteöl unter die Nase und drückte ihre Shen-Men-Punkte an beiden Ohren. Binnen Sekunden fühlte sie sich besser und nach zwei Minuten war die Angstattacke überstanden. Sie war überrascht, dass man ihr so leicht Herr werden konnte. Seit zwanzig Jahren litt sie an solchen Attacken und hatte es nie geschafft, eine beginnende Attacke aufzuhalten. Sie war sofort Feuer und Flamme. Seitdem hat sie jeden Tag fleißig die ihr empfohlenen Öle und die Akupressurpunkte genutzt. Nun hat sie seit einem Jahr keine einzige Angstattacke mehr gehabt. Ihre Kollegen meinten sogar, dass aus einer verklemmten, schwierigen Mitarbeiterin eine einsichtige, nette Kollegin geworden war. «

Nutzen Sie zusätzlich zu den angegebenen Ölen und Druckpunkten die tiefe Atmung und achten Sie auf Gedanken und Gefühle, die Ihnen dabei kommen. Lassen Sie sie einfach durch Sie hindurchziehen, beobachten Sie sie, ohne sich von ihnen beeinflussen zu lassen. Vielleicht erfahren Sie so neue Dinge über sich und Ihr Leben, die Sie verändern können, um Ihre Angst oder Angespanntheit an der Wurzel zu packen.

Aroma-Akupressur bei Angst und Stress

Nutzen Sie so viele Punkte und Öle, wie Sie brauchen. Es müssen nicht alle der hier erwähnten sein. Bleiben Sie bei den Druckpunkten, die sich gut anfühlen, und dem Öl, das Sie vorrätig haben. Die einzelnen Öle und Punkte sind paarweise oder in Gruppen aufgeführt. Jedes Öl sorgt für eine bestimmte Wirkung, die vom Druckpunkt unterstützt wird. Die Öle passen nur zu dem jeweils angegebenen Druckpunkt. Nicht jedes Öl einer Gruppe wirkt auf jedem Punkt gleich gut.

Öl
Bergamotte: Aufbauend und gleichzeitig beruhigend.

Druckpunkt
Shen Men: Wirkt wunderbar entspannend.

Öle
Lavendel: Hilft bei Stress.

Weihrauch: Stärkt das Immunsystem, zentriert und beruhigt.

Druckpunkte
NI 27: Löst körperlichen und geistigen Stress.

KG 17: Verbindet uns mit Herz und Geist.

Öl
Vetiver: Erdet, beruhigt und kühlt.

Druckpunkte
KG 6: Der Mittelpunkt des Körpers. Verbindet uns mit der Erde, beruhigt und stärkt gleichzeitig.

LE 3: Schenkt Mut und Klarheit, reduziert Anspannung.

Öl
Sandelholz: Fördert Stille und innere Einheit.

Druckpunkt
KG 20: Entspannt den Brustraum und schenkt das Gefühl, genug Platz zu haben, um sich sicher zu fühlen.

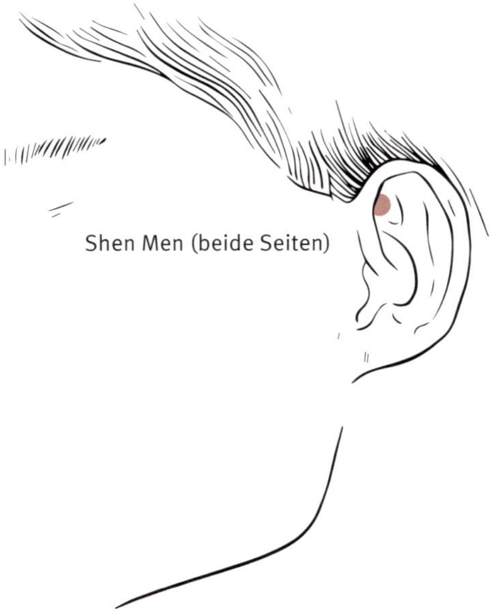

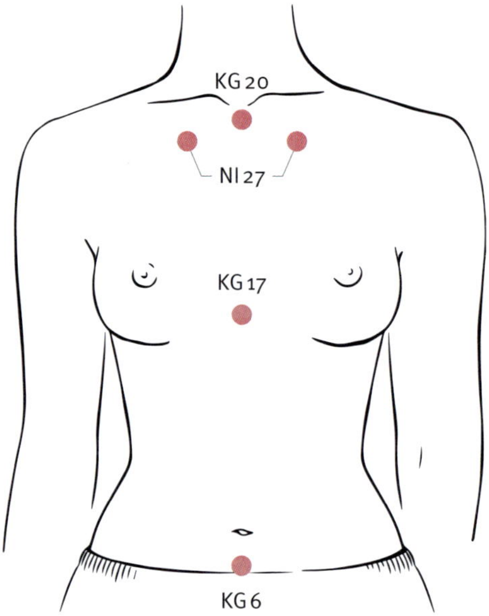
KG 20
NI 27
KG 17
KG 6

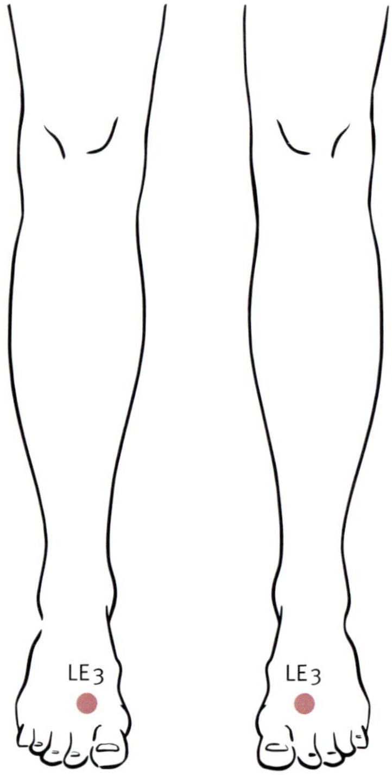
LE 3
LE 3

Arthritis und Gelenkbeschwerden

Mit Gelenkschmerzen ist man nicht alleine, denn sie sind weit verbreitet. Doch sie schränken die Lebensqualität so sehr ein, dass etwas unternommen werden sollte.

Auch wenn Arthritis häufig vorkommt, ist diese Erkrankung nicht leicht nachzuvollziehen. Vereinfacht ausgedrückt, handelt es sich dabei um eine degenerative Gelenkerkrankung und nicht um eine klar abzugrenzende Krankheit. In diesem Kapitel geht es um Gelenkschmerzen und -erkrankungen jeglicher Art. Es gibt mehr als 100 Arten von Gelenkerkrankungen und diese sind zum Beispiel in den USA der Hauptgrund für Invalidität.

Zu den Symptomen einer Arthritis gehören: Schmerzen, Schwellungen, Rötungen, Steifheit der Gelenke und Bewegungsbeeinträchtigungen. Die Symptome können von selbst verschwinden, tauchen aber auch wieder auf, und können leicht, mittel und schwer sein. Sie können fünf Jahre gleich bleiben, um sich dann wie aus dem Nichts zu bessern oder auch zu verschlimmern. Schwerere Formen können zu chronischen Schmerzen und Beeinträchtigungen im Alltag führen, zum Beispiel durch erschwertes Laufen oder Treppensteigen.

Arthritis kann auch zu bleibenden Veränderungen in den Gelenken führen, die teilweise mit bloßem Auge zu sehen sind (knorrige Fingerknöchel), oft aber auch nur im Röntgenbild auszumachen sind. Manche Formen der Arthritis greifen auch Herz, Augen, Lungen, Nieren und die Haut an.

In der chinesischen Medizin geht man davon aus, dass es zu Arthritis kommt, wenn Qi und Blut nicht mehr frei durch die Meridiane, die Energiebahnen des Körpers, fließen können. Die Meridiane ziehen sich wie Flüsse durch den Körper und versorgen das Gewebe mit Nährstoffen. Jedes Hindernis auf den Meridianen wirkt wie ein Damm, der den Energiefluss behindert und zu Schmerzen und Krankheiten führen kann. Außerdem nimmt man an, dass Wind, Kälte und Feuchtigkeit zu Steifheit und Schmerzen führen, wenn sie in Muskeln, Sehnen und Gelenke eindringen.

In der Traditionellen Chinesischen Medizin gibt es vier Arten von Arthritis:

- Zuo Bi: Eine Form der Arthritis, die nur in einer bestimmten Körperstelle vorkommt. Diese Stelle verhärtet und wird taub, an regnerischen und bewölkten Tagen sind die Schmerzen schlimmer.
- Re Bi: Ein oder mehrere Gelenke werden warm, schwellen an und reagieren mit stechendem Druckschmerz.
- Xing Bi: Bei dieser Form wandert der Schmerz durch den Körper, er wird durch starke Kälte ausgelöst, die den Energiefluss verlangsamt. Diese Form tritt vornehmlich bei schlanken Patienten auf, die keinen Wind mögen.
- Tong Bi: Bei dieser Form treten heftige Schmerzen in einem oder mehreren Gelenken auf. Kälte und Ruhe verschlimmern die Schmerzen, Wärme mildert sie.

Um die Schmerzen, Entzündungen und die Blockaden zu behandeln, setzt die Traditionelle Chinesische Medizin auf Akupunktur, Kräuterheilkunde und Ernährung sowie spezielle Übungen des Qigong. Auch Aroma-Akupressur ist eine wunderbare Möglichkeiten zur Schmerzerleichterung – ohne die Nebenwirkungen, die Schmerzmittel mit sich bringen.

Catherine

» *Die aktive Mittfünfzigerin Catherine war auf der Suche nach einer Behandlungsmöglichkeit ihrer Kniegelenksarthrose ohne Medikamente. Seit Ewigkeiten spielte sie schon Tennis, aber nun hatte sie immer wieder stechende Schmerzen in beiden Knien und Taubheitsgefühle in den Füßen. Ihr Arzt empfahl ihr einen Kniegelenkersatz. Ihr war klar, dass sie um die Operation wohl nicht herumkam, aber sie wollte die Operation so lange wie möglich hinauszögern. Ich ermunterte sie, sich darüber zu informieren und sich mental sowohl auf die Operation als auch auf die Genesung vorzubereiten. Außerdem empfahl ich ihr ein paar ätherische Öle und Akupressurpunkte.*

Nachdem sie einige Zeit wöchentlich zwischen unseren Sitzungen zu Hause damit gearbeitet hatte, waren ihre Schmerzen um 40 bis 70 Prozent zurückgegangen. Außerdem hatte sie keinerlei Taubheitsgefühle mehr. Sie stieß auf eine Operationsmethode, die ihr zusagte, und schon drei Monate nach der Knie-Operation stand sie wieder auf dem Tennisplatz. Auch während der Genesung nutzte sie Aroma-Akupressur, was ihrer Meinung nach die Heilung beschleunigte und die Schmerzen bekämpfte. «

Geben Sie täglich eins der unten aufgeführten Öle auf den jeweiligen Druckpunkt und halten Sie ihn mehrere Minuten gedrückt. So können Sie Muskelverspannungen und Entzündungen lindern, die Gelenke mobilisieren und kräftigen und vielleicht sogar weiteren Gelenkverschleiß verhindern. Es gibt mehr als 100 Arten von Arthritis und besonders die chronischen Formen wie rheumatoide Arthritis bedürfen kontinuierlicher Behandlung, am besten zweimal täglich – für Schmerzfreiheit und mehr Beweglichkeit. Es ist überaus wichtig, dass Sie nicht nur die Öle und Druckpunkte nutzen, sondern sich auch angemessen ernähren (um gegen die Entzündungen vorzugehen). Nehmen Sie auch geeignete Nahrungsergänzungsmittel zu sich.

Bei dieser Erkrankung finden Sie die Druckpunkte leicht, denn sie fühlen sich bei Berührung gut an. Akupressur hilft wunderbar gegen die Entzündungen einer Arthritis. Zusammen mit der Aromatherapie haben Sie ein gutes Team gegen Entzündungen, Schmerzen und für mehr Beweglichkeit der Gelenke.

Aroma-Akupressur bei Arthritis und Gelenkbeschwerden

Nutzen Sie so viele Punkte und Öle, wie Sie brauchen. Es müssen nicht alle der hier erwähnten sein. Bleiben Sie bei den Druckpunkten, die sich gut anfühlen, und dem Öl, das Sie vorrätig haben. Die einzelnen Öle und Punkte sind paarweise oder in Gruppen aufgeführt. Jedes Öl sorgt für eine bestimmte Wirkung, die vom Druckpunkt unterstützt wird. Die Öle passen nur zu dem jeweils angegebenen Druckpunkt. Nicht jedes Öl einer Gruppe wirkt auf jedem Punkt gleich gut.

Öle

Wintergrün (nur verdünnt anwenden!) oder Birke: Wirken bei Arthritis und Muskelschmerzen.

Pfefferminze: Bringt das Qi zum Fließen und wirkt gegen Krämpfe.

Majoran: Wirkt gegen Muskelkrämpfe, Verstauchungen und die Schmerzen bei einer Arthritis, senkt den Blutdruck.

Lemongrass: Unterstützt die Heilung des Bindegewebes (Nur verdünnt anwenden!).

Viele Hersteller ätherischer Öle bieten auch hervorragende Duftmischungen zur Behandlung von Arthritis und Gelenkschmerzen an. Sie können diese auf den Druckpunkten oder auf der betroffenen Körperstelle anwenden.

Druckpunkte

DI 4: Bei Schmerzen in Armen, Schultern und Nacken.

3E 5: Bei Schmerzen in Ellbogen, Schultern und Nacken.

DI 11: Bei Entzündungen.

GB 20: Bei Schmerzen im Nacken.

MA 36: Unterstützt das Immunsystem und stärkt den gesamten Körper.

GB 34: Bei verspannten Muskeln und Sehnen im Unterkörper.

Nutzen Sie die ätherischen Öle dort, wo Sie Gelenkschmerzen oder Muskelverspannungen haben.

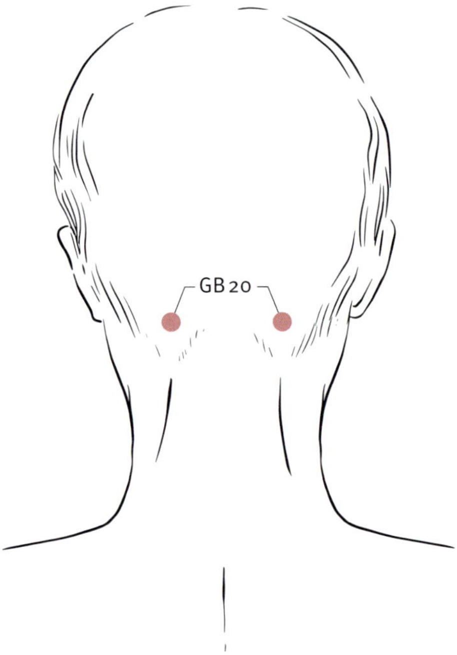
GB 20

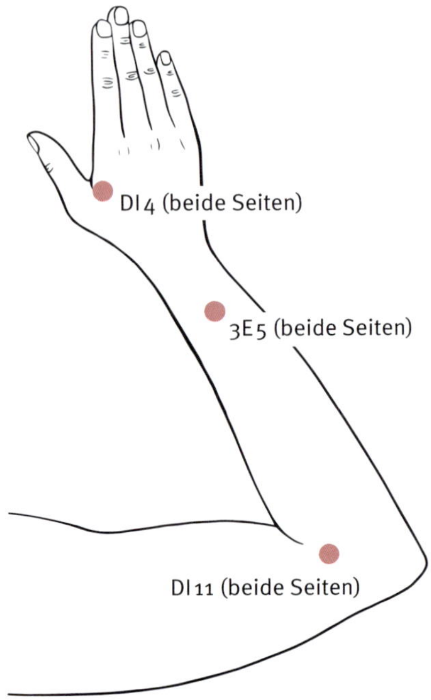
DI 4 (beide Seiten)
3E 5 (beide Seiten)
DI 11 (beide Seiten)

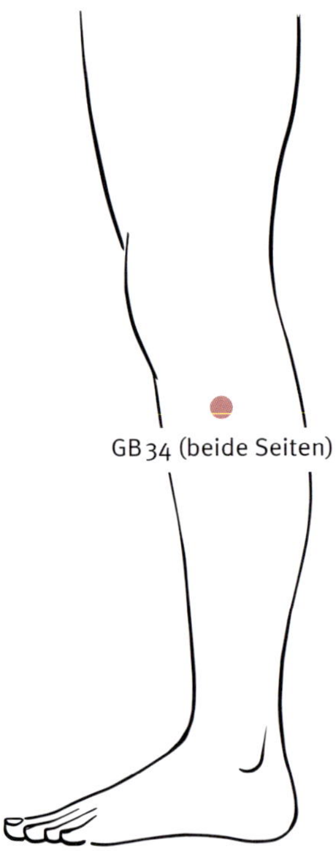
GB 34 (beide Seiten)

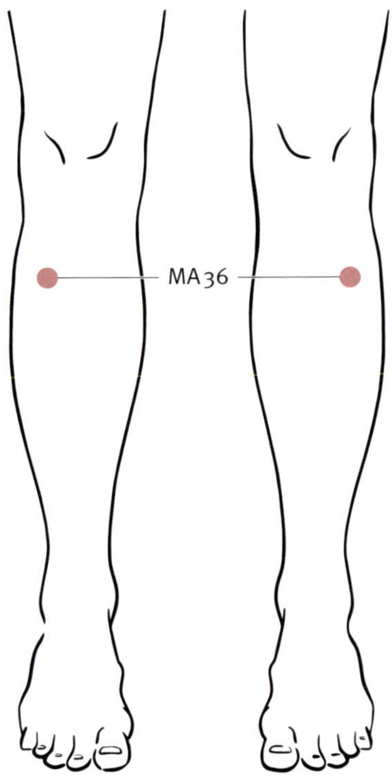
MA 36

Erkältung und Gripppe

Aroma-Akupressur kann bei der Vorbeugung gegen Erkältungen und Grippe unglaublich hilfreich sein, aber auch die Symptome lindern und die Krankheitsdauer verkürzen.

Akupressur kann man nutzen, um die körpereigenen Abwehrkräfte anzuregen und Krankheitserreger schneller unschädlich zu machen. Ätherische Öle, deren chemische Zusammensetzung gut zu der des menschlichen Körpers passt, können das Immunsystem wieder ins Gleichgewicht bringen. Ihre Fettlöslichkeit sorgt dafür, dass sie die Zellmembran durchdringen und Viren in den Zellen bekämpfen können.

Wenn Sie gerade eine Erkältung oder Grippe haben und mit Aroma-Akupressur arbeiten, kann es sich zunächst anfühlen, als würden sich die Symptome verschlimmern, jedoch durchlebt der Körper sie einfach nur schneller. Ist man erst erkältet, muss man da einfach durch. Aroma-Akupressur kann jedoch helfen, dass die Symptome nicht so schlimm werden, da sie schneller abklingen.

Eine Erkältung ist eine Infektion der oberen Atemwege mit Symptomen wie Niesen, Schnupfen und leichtem Fieber zwischen 37 und 38,5 °C, etwas Ohrenschmerzen, Müdigkeit, Kopfschmerzen und Husten. Die Symptome einer Erkältung sind in den ersten Tagen stärker, mildern sich dann aber im Verlauf der nächsten Tage ab. Je nach Gesundheitszustand des Patienten und des Krankheitserregers kann eine Erkältung bis zu zwei Wochen dauern.

Die echte Grippe, Influenza genannt, hat ähnliche Symptome wie eine Erkältung, nur sind sie aber gravierender. Meist beginnt eine Grippe abrupt mit Fieber, Schüttelfrost, Kopfschmerzen und stärkerem Husten.

Ob man sich eine Erkältung oder Grippe einfängt, hängt davon ab, wie stark das Immunsystem ist. Eine gute Abwehr erkennt Krankheitserreger und stößt eine Vielzahl von Reaktionen an, um die Keime daran zu hindern, in den Körper zu gelangen.

In manchen Bereichen sehen westliche und östliche Medizin Erkältungskrankheiten gleich: Auslöser sind jeweils Erreger wie Viren oder Bakterien, die in den Körper gelangen. Die chinesische Medizin sieht diesen Vorgang jedoch immer im Zusammenhang mit der Konstitution des Betroffenen.

Vereinfacht erklärt: Man wird krank, wenn es Schwachstellen im Körper gibt, zum Beispiel ein schwaches Immunsystem, das es dem Krankheitserreger erleichtert, in den Körper einzudringen. Wir schwächen unser Immunsystem durch schlechte Ernährung, wenig Schlaf, zu viel Arbeit und Stress und werden so krankheitsanfälliger.

Darüber hinaus kommt es auf den Erreger und unsere physiologische Konstitution an, welche Symptome sich entwickeln. Ich habe es schon öfter erlebt, dass sich zwei Menschen auf derselben Feier mit demselben Erreger infiziert haben, aber komplett unterschiedliche Symptome zeigen. Und zwar weil jeder Mensch seine eigenen Schwachstellen im Körper hat. In der chinesischen Medizin betrachtet man deshalb jeden Patienten individuell, erarbeitet einen individuellen Behandlungsplan und auch individuelle Vorbeugemaßnahmen gegen Erkältung und Grippe.

Jane

» *Jane, eine Schmuckdesignerin, war gerade von einem einmonatigen Arbeitsaufenthalt bei einer Messe in Arizona zurückgekehrt. Das Wetter war heiß und trocken, Jane hatte viel und schwer gearbeitet. Als sie wieder zu Hause war, bekam sie Fieber und Schüttelfrost, dann Schnupfen, Halsschmerzen und starke Kopfschmerzen. Die ganze Zeit hatte sie nicht gut geschlafen und in der letzten Nacht wegen ihrer Symptome fast gar nicht. Natürlich war sie nun fix und fertig. Nachdem ich an ihren Punkten für Nebenhöhlen und Nacken gearbeitet und das Qi ausgeglichen hatte, zeigte ich ihr, wie sie selbst Punkte zur Immunsteigerung an den Beinen (MA 36) und auf der Thymusdrüse (KG 17) behandeln konnte. Ich gab ihr zwei ätherische Öle mit: eine Mischung zur Steigerung der Abwehrkräfte, die sie an Beinen und Thymusdrüse anwenden sollte, und Teebaumöl zur Behandlung an der Thymusdrüse und zum Verdampfen. Ich empfahl ihr, diese dreimal täglich anzuwenden, sich Ruhe zu gönnen, viel zu trinken und gesunde, leichte Kost zu sich zu nehmen. Außerdem legte ich ihr Ingwertee ans Herz, der schleimlösend und abschwellend wirkt.*

Bei Janes nächstem Besuch zwei Tage später erzählte sie mir, dass ihr Kopf schon viel klarer sei und sie sich bedeutend besser fühle. Früher brauchte sie oft mehrere Wochen, bis es ihr nach so starken Symptomen wieder gut ging. Die Druckpunkte und ätherischen Öle unterstützten die Genesung enorm. «

Aroma-Akupressur bei Erkältungen und Grippe

Nutzen Sie so viele Punkte und Öle, wie Sie brauchen. Es müssen nicht alle der hier erwähnten sein. Bleiben Sie bei den Druckpunkten, die sich gut anfühlen, und dem Öl, das Sie vorrätig haben. Die einzelnen Öle und Punkte sind paarweise oder in Gruppen aufgeführt. Jedes Öl sorgt für eine bestimmte Wirkung, die vom Druckpunkt unterstützt wird. Die Öle passen nur zu dem jeweils angegebenen Druckpunkt. Nicht jedes Öl einer Gruppe wirkt auf jedem Punkt gleich gut.

Es gibt zahlreiche Duftmischungen von verschiedenen Herstellern, die bei Erkältungen gut helfen. Diese kann man auf jedem der unten angegebenen Akupressurpunkte anwenden. Der Einfachheit halber habe ich nur Einzelöle ausgewählt.

Öle

Teebaumöl: Wirkt gegen Bakterien, Parasiten, Viren und wirkt abschwellend.

Weihrauch: Stärkt das Immunsystem, wirkt schleimlösend.

Druckpunkte

KG 17: Der Punkt über der Thymusdrüse regt das Immunsystem an.

BL 11 und BL 12: Hilft bei den ersten Erkältungsanzeichen.

NI 27: Schleimlösend, lindert Husten.

BL 43: Stärkt den gesamten Körper.

MA 36: Stärkt das Immunsystem und den ganzen Körper.

GB 20: Hilft bei verstopfter Nase und Kopfschmerzen.

DI 11: Hilft bei Halsschmerzen, senkt das Fieber.

Öl

Pfefferminze: Sanfter Schleimlöser. Kühlt den Körper, befreit die Nebenhöhlen.

Druckpunkte

DI 20: Hilft bei verstopfter Nase.

MA 3: Befreit die Nase.

BL 2: Diesen Punkt ohne Öl behandeln! Befreit die Nebenhöhlen.

Öl

Majoran: Entspannt die gesamten Atemwege.

Druckpunkte

PE 6: Wirkt entspannend auf Brustraum und Nervensystem.

KG 22: Reinigt und beruhigt den Rachen.

NI 27: Schleimlösend, lindert Husten.

Öle

Eukalyptus: Antibakteriell und antientzündlich.

Oregano: Stärkt die Abwehrkräfte. Wirkt schleimlösend.

Echte Kamille: Kann leichtes Fieber senken.

Druckpunkte

LG 14: Senkt hohes Fieber.

KG 17: Der Punkt über der Thymusdrüse regt das Immunsystem an.

BL 10: Hilft bei Halsschmerzen, Kopfschmerzen und Abgeschlagenheit.

GB 20: Hilft bei verstopfter Nase und Kopfschmerzen.

DI 11: Hilft bei Halsschmerzen und wirkt fiebersenkend.

MA 36: Stärkt das Immunsystem und den ganzen Körper.

Öle

Pfefferminze: Unterstützt die Atemwege, hilft bei Fieber, Nebenhöhlenentzündung und Erschöpfung.

Weihrauch: Stärkt das Immunsystem.

Lavendel: Lindert Spannungskopfschmerzen, Muskelschmerzen, Verdauungsbeschwerden etc.

Druckpunkte

LG 20: Hilft bei Fieber und bringt das Qi zum Fließen.

GB 20: Lindert Spannungen und Kopfschmerzen.

DI 4: Hilft bei Fieber, lindert Schmerzen, unterstützt Augen, Nase und Mund.

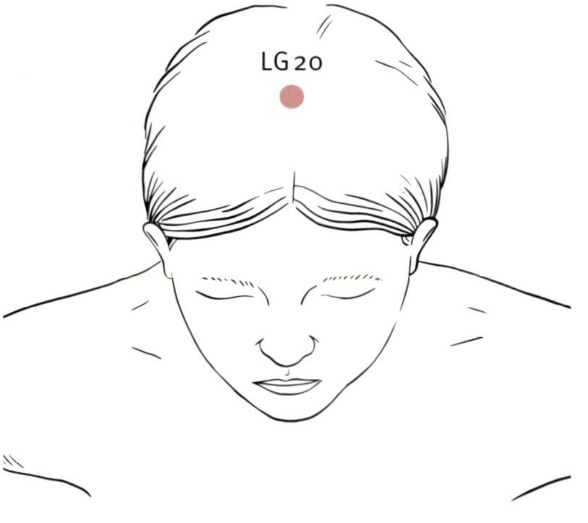

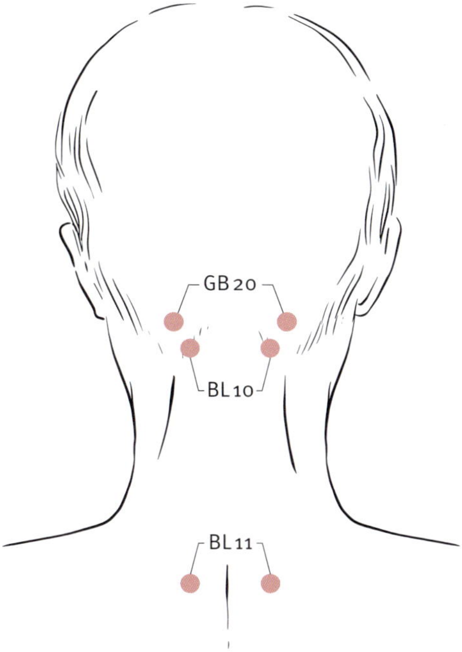
GB 20
BL 10
BL 11

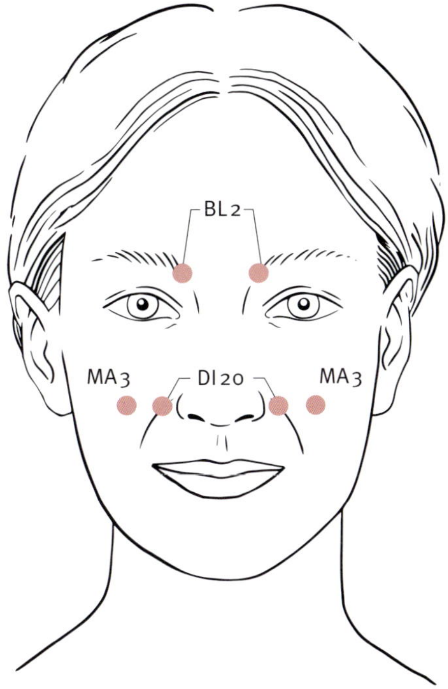
BL 2
MA 3
DI 20
MA 3

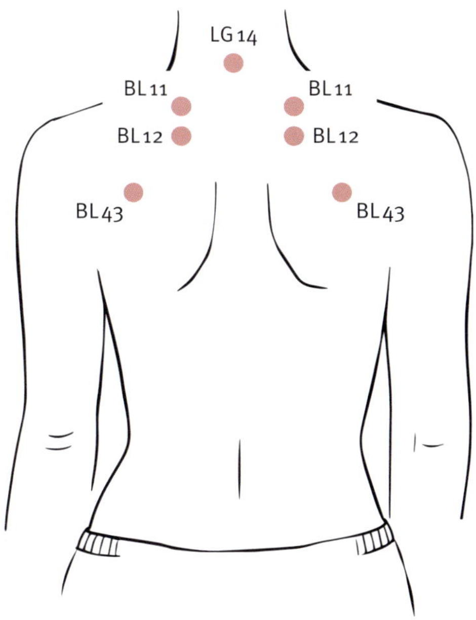
LG 14
BL 11
BL 11
BL 12
BL 12
BL 43
BL 43

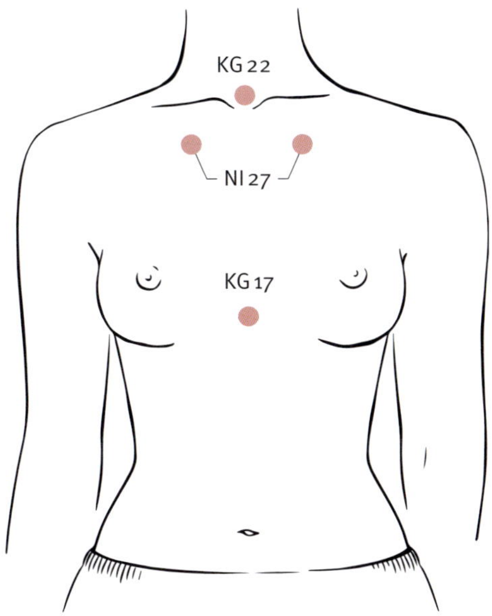
KG 22
NI 27
KG 17

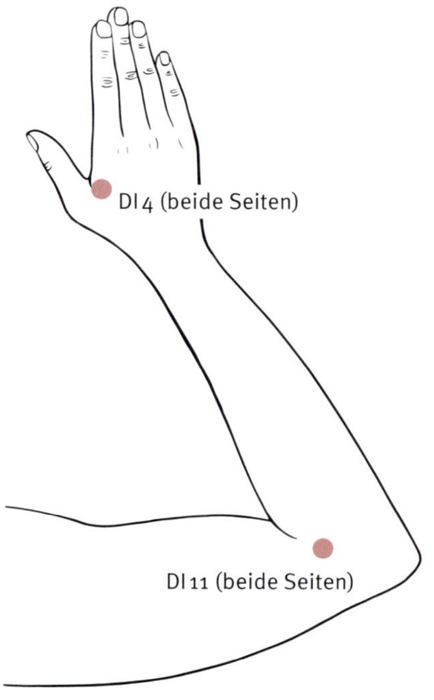
DI 4 (beide Seiten)
DI 11 (beide Seiten)

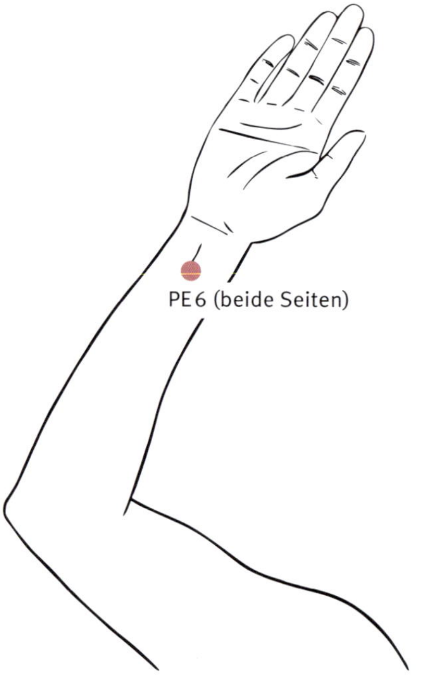
PE 6 (beide Seiten)

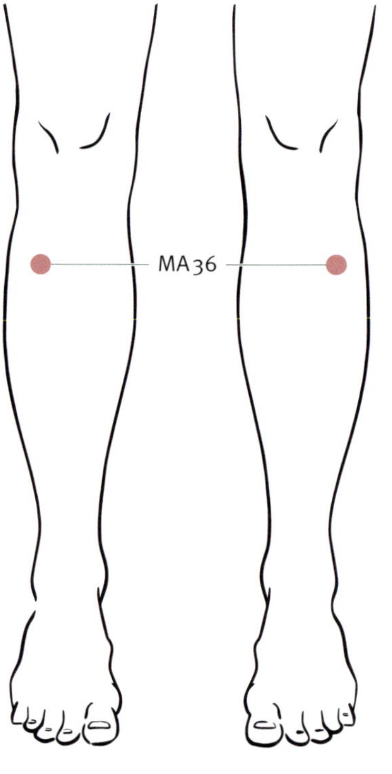
MA 36

Verdauungsbeschwerden

Hippokrates, der Vater der modernen Medizin, sagte: »Alle Krankheiten beginnen im Darm.« Mittlerweile hat die Wissenschaft bestätigt, dass er damit recht hatte.

Mehr als 90 Prozent aller Amerikaner leiden an alltäglichen Verdauungsbeschwerden wie Blähungen, Bauchschmerzen, Verstopfung, Sodbrennen und Völlegefühl nach dem Essen.

Verdauung ist der Überbegriff für den gesamten Prozess von dem Moment an, wo man sich etwas zu essen in den Mund steckt, bis es wieder herauskommt.

Wenn man genauer darüber nachdenkt, nimmt das Verdauungssystem den ganzen Platz in der Körpermitte ein. Im übertragenen Sinn ist es der Mittelpunkt aller körperlichen Funktionen … und allen Lebens. Wenn es an irgendeinem Punkt des Verdauungssystems hakt, bekommen wir es zu spüren. Kein Wunder also, dass jeder medizinische Ansatz auf der ganzen Welt betont, wie wichtig es ist, dass es unserem Verdauungssystem gut geht.

Ein gesundes Verdauungssystem ist lebenswichtig. Deshalb ist es gut, wenn man die geläufigsten Verdauungsprobleme kennt und weiß, wie man sie mittels Aroma-Akupressur behandeln kann.

Verdauungsstörungen

Verdauungsstörungen, auch Dyspepsie genannt, fasst eine Gruppe von Symptomen zusammen: Blähungen, Unwohlsein, Übelkeit und Aufstoßen nach dem Essen. Es handelt sich um keine Krankheit im engeren Sinne, die Symptome verschwinden, sobald der Magen etwas Zeit zum Verdauen hatte. Bleiben die Verdauungsstörungen bestehen, könnte es sich um schwerwiegendere Erkrankungen wie Geschwüre oder gastroösophagealen Reflux handeln. Verdauungsstörungen kommen häufig vor und betreffen Frauen, Männer und Kinder jeden Alters. Auslöser können sein:

- zu schnell essen
- zu fettreich essen
- hoher Alkoholkonsum
- Rauchen

- Stress
- Magengeschwüre
- GERD (gastroösophageale Refluxkrankheit)
- Magenerkrankungen
- Medikamente wie Schmerzmittel und Antibiotika
- Bauchspeicheldrüsenentzündung
- Magenlähmung (Gastroparese)

Was auch immer die Ursache ist, die Symptome sind häufig:
- Übelkeit und Erbrechen
- Blähungen
- Aufstoßen
- brennende Magenschmerzen
- Schmerzen im Unterbauch

Meist müssen Verdauungsstörungen gar nicht behandelt werden und verschwinden binnen Stunden von selbst. Bleiben die Symptome jedoch bestehen oder verschlimmern sich, sollten Sie einen Arzt aufsuchen.

GERD bzw. Sodbrennen

Die gastroösophageale Refluxkrankheit, auch GERD abgekürzt, ist eine Verdauungsstörung der inneren Schließmuskeln der Speiseröhre. Sie tritt auf, wenn sich diese Muskeln entspannen und so der Mageninhalt und Magensäure wieder nach oben in die Speiseröhre fließen können, was Sodbrennen und heftige Schmerzen im Brustkorb auslösen kann. GERD wird begünstigt durch:
- Zwerchfellbruch
- schwache innere Schließmuskeln der Speiseröhre
- verlangsamte Magenentleerung während des Verdauungsprozesses

Behandlung

GERD lässt sich meist mit rezeptfreien Medikamenten und einer Veränderung der Ernährungsgewohnheiten behandeln. Der Reflux und eine Schädigung der Speiseröhre sollen so vermieden werden:
- Säureblocker
- Nahrungsmittel und Getränke meiden, die eine bereits geschädigte Speiseröhre noch mehr reizen oder angreifen können
- kleinere Portionen essen
- mit dem Rauchen aufhören
- Übergewicht reduzieren

Ist es bereits zu chronischen Beschwerden gekommen, kann der Arzt Medikamente verschreiben, die die Säurebildung verhindern. Aber auch eine basische Ernährung hilft, die Säureproduktion wieder ins Gleichgewicht zu bringen. Außerdem hilft Zitrone, sowohl als Frucht als auch als ätherisches Öl, die typischen Symptome bei dieser Krankheit zu unterdrücken.

Übelkeit

Als Übelkeit wird ein unangenehmes Gefühl in der Magengegend bezeichnet, das man auch verspürt, bevor man sich übergeben muss. Oft geht die Übelkeit vorüber, bevor es so weit kommt. Übelkeit kann verschiedene Ursachen haben und auch eine Begleiterscheinung sein von:
- einer Lebensmittelvergiftung
- einer Reisekrankheit
- einer Schwangerschaft
- psychischem Stress
- Angst oder Unruhe
- starken Schmerzen
- einer Erkrankung der Gallenblase
- einer Magen-Darm-Grippe

- einer Gehirnerschütterung
- einer Reaktion auf bestimmte Gerüche
- Bulimie
- Geschwüren
- einer Magenlähmung
- einem Gehirntumor

Wenn Sie wiederkehrend unter Übelkeit leiden, suchen Sie bitte umgehend ärztliche Hilfe, um die Ursachen zu finden.

Zusätzlich zu Aroma-Akupressur empfiehlt es sich, auf magenschonende Kost umzustellen.

- Meiden Sie Säfte und Erfrischungsgetränke – auch in frisch gepressten Säften, zum Beispiel aus Orangen und Möhren, befindet sich viel Zucker. Besonders kalte Säfte sind nicht gut für Magen und Bauchspeicheldrüse.
- Bevorzugen Sie leichte, milde Lebensmittel wie Brot, Knäckebrot oder Reis, bis sich Ihr Magen beruhigt hat.
- Meiden Sie fettige und frittierte Lebensmittel.
- Essen Sie kleine Portionen.
- Kauen Sie sorgfältig und nehmen Sie sich beim Essen Zeit.
- Ruhen Sie sich nach dem Essen in einer aufrechten Position aus.

Bleiben die Symptome bestehen, ignorieren Sie sie nicht! Bevor man Übelkeit behandeln kann, muss man die Ursache finden.

Bauchschmerzen

Unter dem Begriff Bauch- oder Magenschmerzen fasst man Beschwerden, Krämpfe und dumpfen Schmerz in der Magengegend zusammen. Meist sind die Beschwerden schnell vorbei, aber starke Bauchschmerzen können auch auf eine andere Krankheit hindeuten, besonders wenn sie auf eine Stelle beschränkt sind. Häufig vorkommende Ursachen von Bauchschmerzen sind:

- chronisch-entzündliche Darmerkrankungen
- Verstopfung
- Durchfall
- Menstruation
- Harnwegsinfekt
- Reflux
- Magengeschwüre

Bevor man Bauchschmerzen behandelt, sollte man die Ursache herausfinden. Die folgenden Akupressurpunkte und ätherischen Öle können Ihnen und Ihrer Familie helfen, Bauchschmerzen schnell in den Griff zu bekommen.

Aroma-Akupressur bei Bauchproblemen

Nutzen Sie so viele Punkte und Öle, wie Sie brauchen. Es müssen nicht alle der hier erwähnten sein. Bleiben Sie bei den Druckpunkten, die sich gut anfühlen, und dem Öl, das Sie vorrätig haben. Die einzelnen Öle und Punkte sind paarweise oder in Gruppen aufgeführt. Jedes Öl sorgt für eine bestimmte Wirkung, die vom Druckpunkt unterstützt wird. Die Öle passen nur zu dem jeweils angegebenen Druckpunkt. Nicht jedes Öl einer Gruppe wirkt auf jedem Punkt gleich gut.

Öle

Koriander: Stärkt das Milz-Qi und somit die Verdauung.

Fenchel: Wärmt einen verkühlten Magen und regt die Verdauung an.

Ingwer: Unterstützt die Verdauung, lindert Krämpfe und beruhigt den Magen.

Zitrone: Hilft bei Blähungen, Sodbrennen, Wurmbefall, Übelkeit und Erbrechen.

Orange: Hilft bei nervösen Magenbeschwerden, bei der Fettverdauung, bei Krämpfen und Blähungen.

Pfefferminze: Hilft bei der Verdauung, Reiseübelkeit, Blähungen und Sodbrennen. Kühlt.

Druckpunkte

KG 6 und KG 12: Lindern Magenkrämpfe, Bauchschmerzen und Übelkeit.

PE 6: Lindert Übelkeit und Verdauungsbeschwerden.

MA 25: Wirkt ausgleichend auf Magen und Darm.

MA 36: Lindert Bauchschmerzen, Verdauungsbeschwerden und Müdigkeit.

Öle

Fenchel: Wärmt die Körpermitte und regt die Verdauung an.

Koriander: Stärkt das Milz-Qi und somit die Verdauung.

Druckpunkt

MP 4: Lindert Magenkrämpfe, Bauchschmerzen und hilft bei Verdauungsbeschwerden.

Morgendliche Übelkeit

Das Nationale Gesundheitsinstitut der USA, NIH, stellt in einem Bericht (Pepper und Robert 2006) fest, dass mehr als 80 Prozent aller Schwangeren an morgendlicher Übelkeit, auch als Schwangerschaftsübelkeit bezeichnet, leiden. Für viele Frauen ist diese Übelkeit sogar eins der ersten Schwangerschaftsanzeichen. Die genaue Ursache dieser Beschwerden ist nicht geklärt. Studien legen die Vermutung nahe, dass es mit der Hormonveränderung in der Schwangerschaft zusammenhängen könnte.

Auch wenn Medikamente meist nicht nötig sind, gibt es doch einige Möglichkeiten, die Symptome zu lindern. Hier finden Sie zusätzlich zu den Akupressurpunkten und ätherischen Ölen ein paar Anregungen:

- ausreichend trinken
- genügend Ruhephasen
- häufiger kleine Mahlzeiten zu sich nehmen
- 20 Minuten vor dem Aufstehen trockene, leicht verdauliche Lebensmittel zu sich nehmen, wie Brot, Knäckebrot oder Cracker
- nicht mit leerem Magen aufstehen
- Ingwer(-präparate) einnehmen

Bleiben die Symptome bestehen oder verschlimmern sich, verschreibt Ihnen Ihr Arzt

Achtung in der Schwangerschaft

Einige Akupressurpunkte dürfen in der Schwangerschaft auf keinen Fall stimuliert werden. Diese sind in der Übersicht aufgeführt.

vielleicht ein Medikament gegen Übelkeit, das auch in der Schwangerschaft eingenommen werden kann.

Aroma-Akupressur bei Übelkeit

Nutzen Sie so viele Punkte und Öle, wie Sie brauchen. Es müssen nicht alle der hier erwähnten sein. Bleiben Sie bei den Druckpunkten, die sich gut anfühlen, und dem Öl, das Sie vorrätig haben. Die einzelnen Öle und Punkte sind paarweise oder in Gruppen aufgeführt. Jedes Öl sorgt für eine bestimmte Wirkung, die vom Druckpunkt unterstützt wird. Die Öle passen nur zu dem jeweils angegebenen Druckpunkt. Nicht jedes Öl einer Gruppe wirkt auf jedem Punkt gleich gut.

Öle

Schwarzer Pfeffer: Unterstützt die Verdauung, wirkt appetitanregend und hilft bei Übelkeit.

Ingwer: Unterstützt die Verdauung, lindert Krämpfe, beruhigt den Magen und hilft bei Übelkeit.

Pfefferminze: Hilft bei der Verdauung, Reiseübelkeit, bei Blähungen und Sodbrennen. Kühlt.

Wacholder: Hilft bei Geschwüren, Magenverstimmung, Krämpfen, schlechter Verdauung und Blähungen.

Druckpunkte

KG 12: Wirkt positiv auf Magen und Darm.

KG 13: Hilft bei Übelkeit, Aufstoßen und Schluckauf.

PE 6: Lindert Übelkeit und Verdauungsbeschwerden.

MA 21: Hilft bei Magenschmerzen, Übelkeit und Erbrechen.

Öl

Ingwer: Unterstützt die Verdauung, lindert Krämpfe, beruhigt den Magen und hilft bei Übelkeit.

Druckpunkt

3E 17: Hilft bei Schwindel.

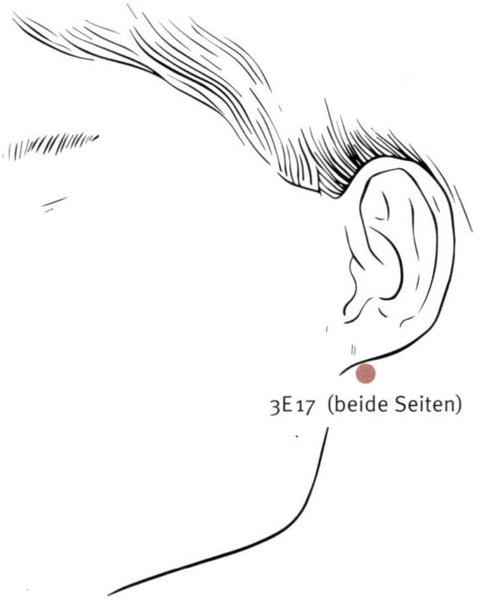

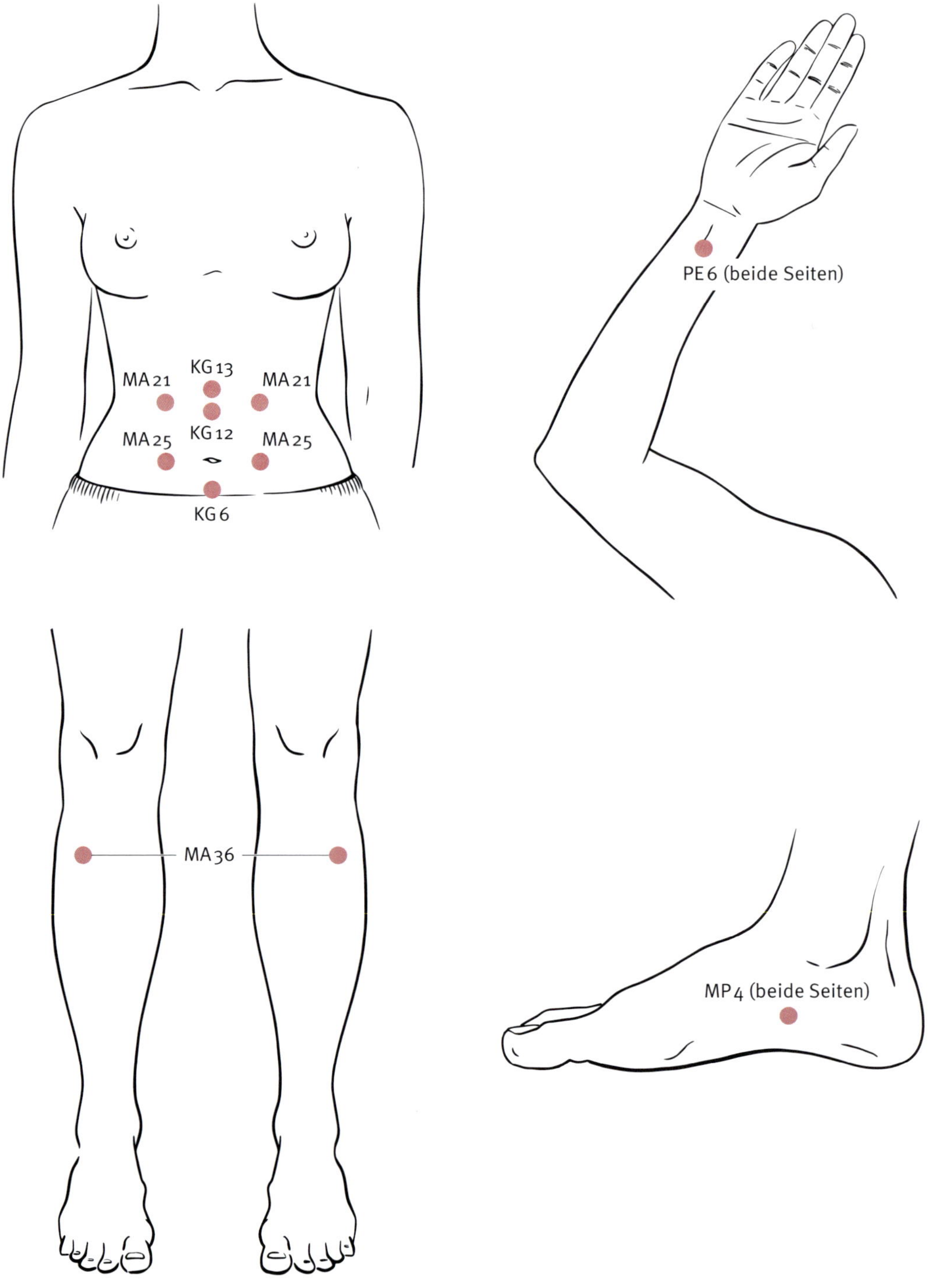
KG 13
MA 21
MA 21
KG 12
MA 25
MA 25
KG 6
PE 6 (beide Seiten)
MA 36
MP 4 (beide Seiten)

Verstopfung

Wahrscheinlich hatte jeder von uns schon ein paarmal in seinem Leben mit Verstopfung zu kämpfen. Für manche ist es nur ein vorübergehendes Problem, andere leiden an einer chronischen Verstopfung, die mit Schmerzen und Unwohlsein einhergeht und die Lebensqualität spürbar beeinträchtigt.

Bevor wir uns näher mit diesem Thema beschäftigen, schauen wir uns erst einmal an, was eine normale Ausscheidung ist. Was die Häufigkeit betrifft, ist alles zwischen dreimal täglich und dreimal wöchentlich Stuhlgang normal. Alles, was davon abweicht, wird als ungesund angesehen.

Hat man mehr als dreimal täglich Stuhlgang, könnte man an Durchfall leiden. Hat man seltener als dreimal wöchentlich Stuhlgang oder Probleme beim Stuhlgang und das Gefühl, nicht komplett ausscheiden zu können, kann dies auf eine Verstopfung hindeuten. Das ist keine Krankheit an sich, sondern weist darauf hin, dass irgendetwas im Ungleichgewicht ist.

In den meisten Fällen reicht es aus, Ernährung und Lebensstil zu ändern, damit Verstopfungen der Vergangenheit angehören. Manchmal kann sie jedoch das Symptom einer schwerwiegenderen Erkrankung sein.

Die Ursachen sind vielfältig. Es könnte schlichtweg an Dehydrierung liegen, wenn Sie zu wenig trinken. Eine andere Möglichkeit ist, dass sich der Nahrungsbrei nicht durch den Verdauungstrakt bewegt und zu lange im Dickdarm verweilt. Das passiert beispielsweise, wenn zu wenig Ballaststoffe aufgenommen werden. Der Dickdarm braucht bei seiner Arbeit Unterstützung durch Ballaststoffe. Auch kann es zu Verstopfungen kommen, wenn nach der Definition der TCM zu viele wärmende Lebensmittel gegessen werden – beispielsweise Pizza – und der Dickdarm dadurch »austrocknet« und den Nahrungsbrei nicht mehr vorwärtsbewegen kann. Außerdem gelten auch viele Medikamente als wärmend.

Auch Alkohol bringt viel feuchte Wärme in den Körper, Rauchen trockene Wärme. Beides begünstigt Verstopfung. Vielleicht haben Sie aber schlichtweg generell viel Wärme (Yang) in sich, was Verstopfungen und andere Beschwerden begünstigt.

Laut der chinesischen Medizin kann es aufgrund verschiedener Umstände zu Verstopfung kommen, hauptsächlich bei Problemen mit Milz und Magen. Viele Menschen führen ein hektisches Leben, und ein schwaches Qi von Milz und Magen ist keine Seltenheit. Allgemeine Müdigkeit und Erschöpfung begleiten dann die Verstopfung und man fühlt sich, als hätte man einfach keine Kraft zu pressen. Man schläft viel oder würde es zumindest gern tun, hat einen schwachen Muskeltonus und noch einige weitere Symptome.

Eine andere Ursache ist die in der TCM sogenannte Magenhitze, die begünstigt wird durch Stress und den Verzehr von wärmenden Lebensmitteln wie frittiertem, scharfem Essen und Alkohol. Weitere Anzeichen für Magenhitze sind Mundgeruch, ein Brennen beim Stuhlgang, starker Durst, leichtes Schwitzen, ein rotes Gesicht und Fiebrigkeit. Meist handelt es sich nur um ein vorübergehendes Problem, kann aber je nach Ernährungsgewohnheit immer wiederkehren.

Verstopfung kann eine Begleiterscheinung von zahlreichen anderen Beschwerdebildern sein, zum Beispiel Angst, unterdrückten Gefühlen , Erkältung, Grippe, dem Alter, Fieber – auch nach einer Verletzung oder einem Unfall, bei dem viel geblutet wurde. Wenn Sie schon länger mit Verstopfung zu kämpfen haben, haben sich in Ihrem Körper möglicherweise Giftstoffe angesammelt. Ähnlich, wie wenn man zu Hause seinen Müll lange nicht wegbringt – im Körper gärt und stinkt es dann.

Der einfachste Weg bei einer Verstopfung: Trinken Sie klares Wasser, essen Sie Obst, Gemüse und Vollkornprodukte, die reich an Ballaststoffen sind. Auch Bewegung hilft.

Wie es unserem Verdauungstrakt geht, hat großen Einfluss darauf, wie gut es uns geht und wie gesund wir sind. Es lohnt sich, alles dafür zu tun. Wenden Sie Abführmittel aber so selten wie möglich an, damit Ihr Dickdarm nicht verlernt, seine Arbeit ohne Medikamente zu erledigen. Probiotika scheinen die Darmflora zu unterstützen.

Aroma-Akupressur ist eine nicht invasive Methode, Darm und Verdauung ins Gleichgewicht zu bringen und den Stuhlgang zu erleichtern. Die alten Chinesen wussten, wie wichtig eine gute Verdauung ist, und haben etliche Druckpunkte zur Unterstützung gefunden.

Durchfall

Durchfall (auch Diarrhö genannt) bezeichnet einen überdurchschnittlich häufigen, weichen bis flüssigen Stuhlgang. Das Wort Diarrhö kommt aus dem Griechischen und bedeutet »durchfließen«. Auf der Internetseite WebMD steht, dass der durchschnittliche Erwachsene viermal jährlich Durchfall hat, meist ausgelöst durch Lebensmittel, Medikamente, Stress oder manchmal auch durch andere Erkrankungen. Durchfall kann plötzlich auftreten, und von kurzer Dauer sein, aber auch ein längerfristiges Problem darstellen.

Akuter Durchfall wird meist durch Viren, Bakterien oder Wurmbefall ausgelöst. Die häufigste Komplikation sind dabei hoher Flüssigkeits- und Elektrolytverlust. Fast immer reichen reines, sauberes Wasser und gesunde Lebensmittel aus, um den Verlust auszugleichen. In einer hygienisch problematischen Umgebung kann es bei einem leichten Durchfall aber schnell zu einer ernsthaften Dehydrierung kommen, die im schlimmsten Fall zum Tod führt.

Hält der Durchfall länger als vier bis sechs Wochen an, könnte eine Magen-Darm-Erkrankung vorliegen. Am häufigsten handelt es sich dabei um Erkrankungen, die Entzündungen hervorrufen, oder um Lebensmittelunverträglichkeiten, zum Beispiel das Reizdarmsyndrom, eine Lebensmittelvergiftung oder Morbus Crohn. Dann ist es besonders wichtig, genug Flüssigkeit zu sich zu nehmen und auf einen ausreichenden Elektrolyt-/Salzhaushalt zu achten. Suchen Sie einen Arzt auf, wenn Sie Anzeichen einer Dehydrierung bemerken, der Durchfall mehrere Wochen andauert, Sie hohes Fieber bekommen oder Blut im Stuhl haben. Bei Säuglingen und kleinen Kindern wenden Sie sich bitte umgehend an einen Arzt oder suchen das nächste Krankenhaus auf, wenn Sie Blut im Stuhl bemerken, der Durchfall länger als zwei Tage andauert oder Fieber hinzukommt.

Durchfall kann viele Ursachen haben und ist – von akuten Situationen abgesehen – in der Regel harmlos und kann durch kleine

Veränderungen im Lebensstil schnell geheilt werden. Veränderungen der Ernährungs- und Lebensgewohnheiten kann viele Arten von Durchfall verhindern.

In der chinesischen Medizin geht man davon aus, dass Durchfall mit Milz, Nieren und Leber in Verbindung steht. Bei einem schwachen Milz-Qi ist man müde und lethargisch.

Durchfall, der durch psychische und emotionale Einflüsse schlimmer wird, wird mit der Leber in Verbindung gebracht. Traurigkeit, Kummer, Frustration, Wut und Angst verschlimmern diese Form des Durchfalls. Es kommt mitunter zu Bauchkrämpfen und Druck- oder Schmerzgefühl unterhalb des Brustkorbs, wie sie typisch für das Reizdarmsyndrom sind.

Ein schwaches Nieren-Qi führt häufig zu chronischem Durchfall, der meist gegen 5 Uhr morgens eintritt. Häufige Begleiterscheinungen sind leichte Bauchschmerzen, die nach dem Stuhlgang verschwinden. Manchmal kommt es auch zu Schmerzen im unteren Rücken, Knieproblemen, nächtlichem Harndrang, Libidoverlust und leichter Erschöpfung.

Auch feuchtes Wetter, sowohl heißes als auch kaltes, kann sich negativ auf den Darm auswirken und Durchfall begünstigen.

Aroma-Akupressur kann zahlreiche Beschwerden des Verdauungssystems lindern. Der Darm profitiert sowohl davon, wenn ätherische Öle auf dem Magen als auch auf den Beinen angewendet werden. Besonders wirksam ist es, wenn man das Öl auf den jeweiligen Akupressurpunkt gibt und sanft pumpend mit den Fingern drückt, denn so regt man sowohl die Bauchmuskeln als auch die Organe des Verdauungstraktes an.

Aroma-Akupressur bei Verstopfung und Durchfall

Nutzen Sie so viele Punkte und Öle, wie Sie brauchen. Es müssen nicht alle der hier erwähnten sein. Bleiben Sie bei den Druckpunkten, die sich gut anfühlen, und bei dem Öl, das Sie vorrätig haben. Die einzelnen Öle und Punkte sind paarweise oder in Gruppen aufgeführt. Jedes Öl sorgt für eine bestimmte Wirkung, die vom Druckpunkt unterstützt wird. Die Öle passen nur zu dem jeweils angegebenen Druckpunkt. Nicht jedes Öl einer Gruppe wirkt auf jedem Punkt gleich gut.

Öl

Majoran: Regt die Peristaltik an und beruhigt den Darm.

Druckpunkte

MP 15: Bringt das Qi im Darm in Bewegung. Wirkt gegen Blähungen.

Kreuzbeinbereich: Drücken Sie den gesamten Bereich, um hier den Blutfluss anzuregen.

Öle

Ingwer: Regt Verdauung und Ausscheidung an.

Wildorange oder Mandarine: Bringt das Qi in Magen und Darm zum Fließen.

Druckpunkte

MA 25: Reguliert das Qi im Darm.

KG 6: Wirkt bei schmerzenden Bauchmuskeln, Verstopfung, Dickdarmentzündung und Blähungen.

MA 36: Hilft bei Magen-Darm-Beschwerden.

Öl

Schwarzer Pfeffer: Hilft besonders gut bei Durchfall durch verdorbene Lebensmittel.

Druckpunkte

MA 25: Reguliert das Qi im Darm.

MA 36: Hilft bei Magen-Darm-Beschwerden.

Öle

Fenchel: Lindert Krämpfe; regt die Verdauung an.

Pfefferminze: Gefäßverengend, schmerzlindernd. Kann sowohl wärmen als auch kühlen.

Druckpunkte

KG 6: Wirkt bei schmerzenden Bauchmuskeln, Verstopfung, Dickdarmentzündung und Blähungen.

MA 25: Reguliert das Qi im Darm.

MA 36: Hilft bei Magen-Darm-Beschwerden.

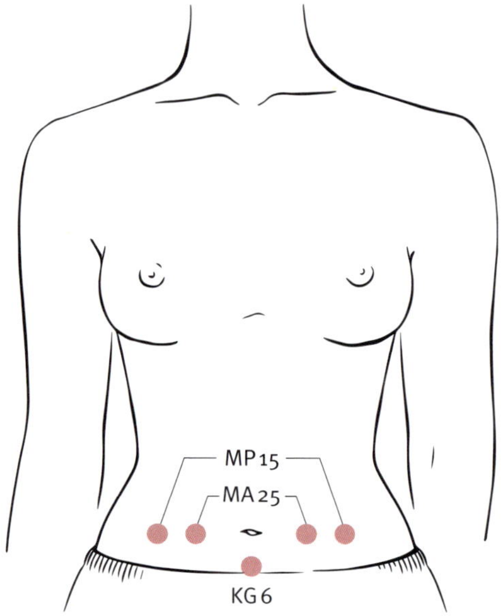

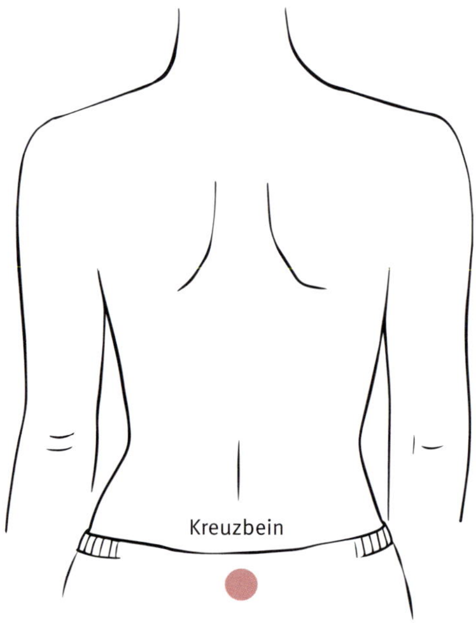

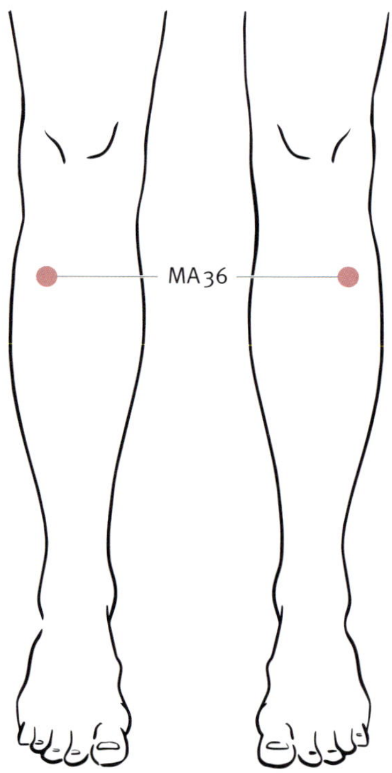

Depression

Hin und wieder einen »Durchhänger« zu haben, ist normal. Eine Depression ist jedoch eine ernst zu nehmende Krankheit, die verheerende Auswirkungen haben kann.

Bei wem der »Durchhänger« den Alltag beeinflusst oder länger anhält, der sollte sich professionelle Hilfe suchen. Hier möchte ich Ihnen nur zeigen, was ich durch persönliche Erlebnisse und meine Arbeit gelernt habe, um dieses Beschwerdebild von einer anderen Seite zu beleuchten. Oft rührt es daher, dass wir unbewusst glauben, wir hätten nicht die Chance oder die Fähigkeiten, um glücklich zu werden, weil Dinge, die wir nicht beeinflussen können, dem entgegenstehen. Wenn wir uns benachteiligt fühlen, können so starke Gefühle ausgelöst werden, dass sich die Spirale von »höher, schneller, weiter«, Isolation, Machtlosigkeit und inneren Konflikten immer weiterdreht oder wir jegliche Motivation verlieren und nicht mehr an die Sinnhaftigkeit unseres Lebens und Handelns glauben.

Symptomatisch kann sich das als Angst, Unruhe, Reizbarkeit, Antriebslosigkeit, Erschöpfung, fehlende Lebensfreude oder Energie äußern. Auch Schlaflosigkeit, andere Schlafprobleme, Konzentrationsschwäche und ein beeinträchtigtes Denkvermögen können auftreten. Die Symptome sind vielfältig.

Stress und Ärger zu Hause, mit Verwandten, in der Schule oder bei der Arbeit können eine Depression auslösen. Bleibt der Stress über längere Zeit bestehen, geraten viele Menschen entweder in Richtung Angst oder Depression – heutzutage die beiden häufigsten psychischen Beschwerden.[5] Uns fällt es schon schwer, mit übermäßigem Stress zurechtzukommen. Unser hektisches Leben, ungesunde Ernährung und die zahlreichen Umweltveränderungen tragen ihr Übriges bei.

[5] Siehe Anxiety and Depression Association of America, ADAA. März 2018. https://adaa.org/about-adaa/press-room/facts-statistic (Zugriff am 02.11.2018)

Sarah

» *Sarah ist eine bildhübsche Frau, die in Kalifornien lebt. Sie führte ein Bilderbuchleben, von dem andere nur träumen können: Familie, Haus und Auto, alles glamourös und begehrenswert. Trotzdem litt sie so schwer unter einer Depression, dass sie sich kaum zu unserem Termin aufraffen konnte. Ihre Symptome beinhalteten auch schwere Migräneattacken, chronische Müdigkeit und Appetitlosigkeit. Bei unserem Gespräch erzählte sie mir, dass sie am liebsten tot wäre und oft darüber nachdachte. Nur ihr religiöser Glaube und die Angst, was dann passieren würde, hielten sie davon ab, auch wenn sie todunglücklich war. Außerdem erzählte sie mir, dass ihr Vater schwer krank sei und sie sich um ihn kümmern müsse – zusätzlich zu ihren fünf Kindern und ihrem sehr fordernden Ehemann. Um sozial angesehen zu bleiben, wurde von ihr außerdem erwartet, immer schön und adrett auszusehen.*

Nachdem ich ihren Puls gefühlt und noch einige Untersuchungen angestellt hatte, war mir klar, dass sie sich überfordert fühlte und sich nicht in der Lage sah, etwas an ihrer Situation zu ändern. Nach der ersten Behandlung mit der Fünf-Elemente-Lehre, bei der ich an ihren angestauten Ängsten gearbeitet hatte, konnte sie etwas entspannen und einen anderen Blick auf ihre Situation werfen. Ich schrieb ihr einige Akupressurpunkte und ätherische Öle auf und empfahl ihr, damit zu Hause dreimal täglich zu arbeiten. Nach einer Woche war Sarah bewusst geworden, dass immer sie sich um das Wohl der Familie gekümmert hatte, ohne an sich selbst zu denken. Sie fasste nun Mut, ihrer Familie zu sagen, dass sie Hilfe bei der Pflege ihres Vaters brauchte, und bat auch um die nötige Unterstützung.

Nach drei Wochen Arbeit mit dieser Methode zu Hause und einigen wenigen Akupunktursitzungen bei mir in der Praxis fühlte sie, dass sie wieder mehr Kontrolle über ihr Leben hatte. Sie musste nicht auf Freude und Glück verzichten. Wenn sie wieder Richtung Traurigkeit und Stress abdriftete, brauchte sie nur an den Ölen zu schnuppern, einige Akupressurpunkte zu drücken und sich neu sammeln. «

Auf der Straße des Lebens gibt es immer wieder Schlaglöcher. Auch wenn man die äußeren Gegebenheiten vielleicht kaum beeinflussen kann, so kann man doch sich selbst und sein Innenleben beeinflussen. Aroma-Akupressur kann dabei helfen, dass Sie wieder fröhlicher werden.

Die in diesem Kapitel aufgeführten Druckpunkte sind dafür bekannt, bei Depression zu helfen, aber auch angestauten Stress und Angst zu lösen. Wenn Sie diese Energien freisetzen, kann es passieren, dass Sie vielleicht weinen oder lachen oder sich einfach nur erleichtert fühlen. Es ist unabdingbar, dass Sie spüren, wie sich angestaute Emotionen lösen. So öffnen sich neue Wege, um Strategien und kreative Lösungsmöglichkeiten zu finden, wie sie gesund werden und ein fröhlicheres Leben führen können.

Schauen Sie sich zunächst die nachfolgende Übersicht an und suchen Sie heraus, was am genauesten die Ursache Ihrer Gefühlslage beschreibt. Vielleicht können Sie auch mit einem guten Freund oder einem Arzt oder Therapeuten darüber reden. Es ist wichtiger, der Ursache auf den Grund zu gehen, als nur die Symptome zu behandeln. Geben Sie etwas Öl in eine Duftlampe oder halten Sie sich das Fläschchen unter die Nase und atmen Sie tief ein. Drücken oder massieren Sie dann sanft den oder die Akupressurpunkte, um Stress zu lösen. Denken Sie daran, dass diese weit mehr sind als nur Ihre Krankheit oder Gefühle. Sie können Ihre Gemütslage und Dinge in Ihrem Leben ändern, damit es Ihnen besser geht.

Neben Aroma-Akupressur gibt es noch andere Dinge, die Sie tun können und die alle Ihre Lebensqualität verbessern. Auch in diesem Kapitel komme ich nicht umhin, auf das Thema Ernährung einzugehen. Ich ernähre mich sehr gern gesund. Bevor ich mich beruflich im Bereich Akupunktur weitergebildet habe, habe ich alles zum Thema Nahrung und Ernährung förmlich verschlungen, denn ich bin überzeugt, dass sie der Grundstein unserer Gesundheit ist. Depression und andere Krankheiten können durch Lebensmittelallergien, niedrigen Blutzucker, hohen Blutdruck, stark verarbeitete Lebensmittel und quasi alles ausgelöst werden, was man sich in den Mund stopft und der Körper nicht mag. Auch ein Vitamin- oder Nährstoffmangel kann zu einem Ungleichgewicht im Hormonsystem und anderen Bereichen und zu allen möglichen Symptomen führen: Schlafprobleme, Erschöpfung, Benommenheit, Reizbarkeit ... Wenn Sie nicht wissen, welche Nahrungsmittel Ihr Körper nicht gut verträgt, können Sie einen Allergietest machen lassen. Das Ergebnis erspart Ihnen vielleicht jahrelange Schmerzen und Unwohlsein.

Bewegung ist der nächste Eckpfeiler, um angestaute Gefühle loszulassen. Ein Spaziergang kann Wunder wirken, in der Natur umso mehr, da sich der Energiefluss im Körper dort wunderbar ausgleichen lässt. Bäume, Pflanzen, die Erde und die Sonne können negative Gefühle besänftigen. Schließlich kommen auch die ätherischen Öle direkt von Mutter Erde. Man sagt nicht umsonst: »Gegen jedes Leiden ist ein Kraut gewachsen« – und das gilt auch für ätherische Öle.

Aroma-Akupressur für eine positive Einstellung

Nutzen Sie so viele Punkte und Öle, wie Sie brauchen. Es müssen nicht alle der hier erwähnten sein. Bleiben Sie bei den Druckpunkten, die sich gut anfühlen, und dem Öl, das Sie vorrätig haben. Die einzelnen Öle und Punkte sind paarweise oder in Gruppen aufgeführt. Jedes Öl sorgt für eine bestimmte Wirkung, die vom Druckpunkt unterstützt wird. Die Öle passen nur zu dem jeweils angegebenen Druckpunkt. Nicht jedes Öl einer Gruppe wirkt auf jedem Punkt gleich gut.

Öl

Bergamotte: Stimmungsaufhellend, lindert Anspannung.

Druckpunkt

Shen Men: Beruhigt und bringt beide Gehirnhälften ins Gleichgewicht.

Öle

Weihrauch: Hilft, sich wieder im Einklang mit sich zu fühlen. Unterstützt die Heilung seelischer Verletzungen.

Melisse: Sorgt für Leichtigkeit.

Lavendel: Stimmungsaufhellend, entspannend.

Druckpunkte

KG 17: Zentriert und beruhigt. Erlaubt, sein wahres Ich zu spüren. Hilft bei Nervosität, Trauer und emotionaler Unausgeglichenheit.

NI 27: Stärkend und stimmungsaufhellend.

Öl

Lavendel: Aufbauend und entspannend.

Druckpunkt

HE 7: Hilft bei Liebeskummer, lässt einen für Freude wieder offen sein.

Öl

Weihrauch: Hilft, sich wieder im Einklang mit sich zu fühlen. Unterstützt die Heilung seelischer Verletzungen.

Druckpunkt

GB 20: Öffnet den Blick für andere Möglichkeiten. Lindert Anspannung. Für eine positive Grundstimmung.

Öl

Rose: Öffnet für allumfassende Liebe.

Druckpunkte

LU 1: Verbindet uns mit unserem Geist. Lässt uns unsere Erwartungen loslassen und annehmen, was ist.

Yin Tang: Beruhigt und öffnet uns für die Erkenntnis. Lässt uns das große Ganze sehen. Für eine positive Grundstimmung.

Öle

Ylang-Ylang: Bringt uns zu unserer kindlichen Unschuld zurück. Hilft bei Liebeskummer.

Lemongrass: Lässt uns alte Verletzungen loslassen (Nur verdünnt anwenden!).

Druckpunkte

GB 21: Öffnet den Blick für Perspektiven und macht emotional flexibel. Lindert Verspannungen im Schulter- und Nackenbereich.

LU 1: Verbindet uns mit unserem Geist. Lässt uns unsere Erwartungen loslassen und annehmen, was ist. Für eine positive Grundstimmung.

Öle

Muskatellersalbei: Sorgt für Klarheit, damit wir die Wahrheit erkennen.

Nelke: Unterstützt dabei, mit sich im Reinen zu leben.

Druckpunkte

LG 20: Öffnet unseren Blick für das Himmlische und das große Ganze.

GB 20: Lindert Depression und Verwirrung. Regt das Gehirn an und sorgt für Klarheit. Für eine positive Grundstimmung.

Öle

Bergamotte: Lehrt uns Selbstakzeptanz.

Wintergrün: Öffnet uns, spirituelle Hilfe anzunehmen (Nur verdünnt anwenden!).

Druckpunkte

LG 20: Öffnet unseren Blick für das Himmlische und das große Ganze.

GB 21: Öffnet den Blick für Perspektiven und macht emotional flexibel. Lindert Verspannungen im Schulter- und Nackenbereich. Für eine positive Grundstimmung.

Öle

Römische Kamille: Kann dabei helfen, den Sinn des Lebens für sich zu finden.

Orange: Stimmungsaufhellend und ausdehnend. Öffnet unseren Geist für andere Wege.

Druckpunkte

GB 20: Öffnet den Blick für andere Möglichkeiten.

LU 1: Verbindet uns mit dem Spirituellen.

NI 23: Gibt uns unseren Sinn für das Sein und unsere Persönlichkeit zurück.

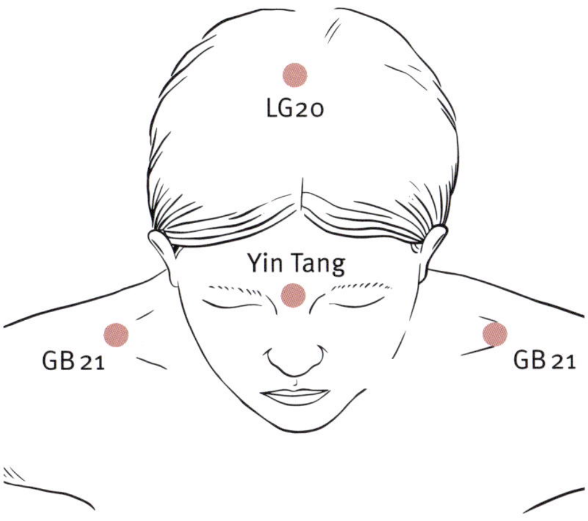

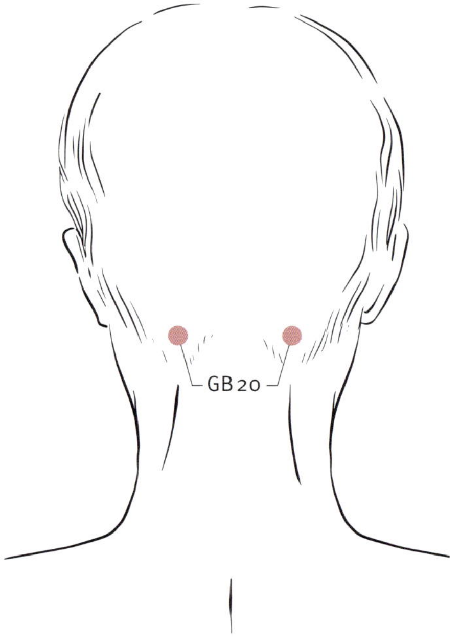
GB 20

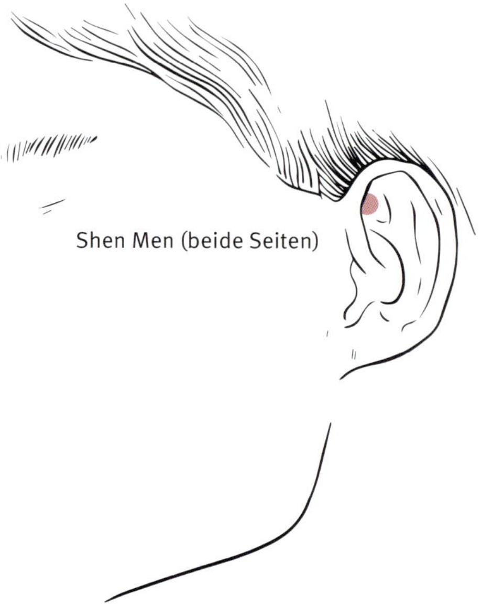
Shen Men (beide Seiten)

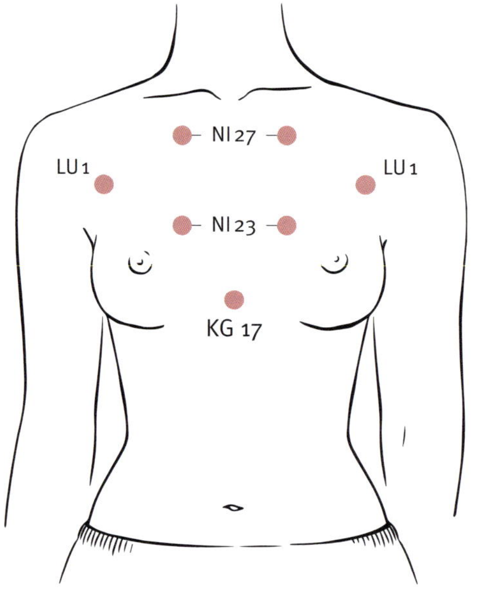
NI 27
LU 1
LU 1
NI 23
KG 17

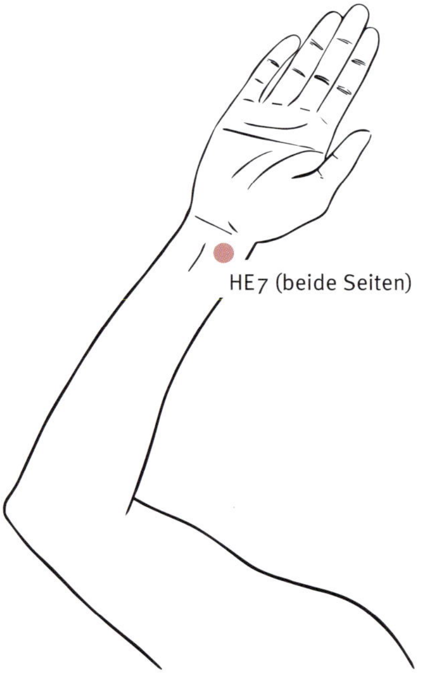
HE 7 (beide Seiten)

Kopfschmerzen

Kopfschmerzen gehören zu den häufigsten Beschwerden, weswegen Ärzte und Heilpraktiker aufgesucht werden.

Meist haben Kopfschmerzen keine gravierenden Ursachen. Manchmal sind sie jedoch Anzeichen für eine ernst zu nehmende Erkrankung wie eine Hirnblutung oder einen Gehirntumor. Wenn Sie regelmäßig an Kopfschmerzen leiden, ist es deshalb wichtig, der Sache auf den Grund zu gehen, um ernsthafte Erkrankungen auszuschließen. Plötzlich auftretende Kopfschmerzen, Schwächegefühle in Teilen des Körpers, Gewichtsverlust, Hautausschlag, Fieber und ein steifer Nacken sind Alarmzeichen, auf die Sie sofort reagieren sollten.

Kopfschmerzen werden nach dem verursachenden Schmerzmechanismus eingeteilt in vaskuläre, myogene und solche mit organischer Ursache. Vaskuläre Kopfschmerzen sind Kopfschmerzen, die von den Blutgefäßen in Kopf und Nacken ausgehen. Myogene Kopfschmerzen entstehen durch eine starke Anspannung beziehungsweise Verspannung der Muskeln im Kopf-Nacken-Bereich. Die dritte Gruppe von Kopfschmerzen hat eine organische Ursache. Die häufigsten Formen von Kopfschmerzen sind:

- Spannungskopfschmerzen
- Migräne
- Kopfschmerzen bei Nebenhöhlenentzündungen
- Cluster-Kopfschmerzen

Um die Kopfschmerzen in verschiedene Arten einteilen zu können, kann man auf klinische Parameter zurückgreifen. Dabei sind 95 Prozent aller Kopfschmerzen Spannungskopfschmerzen und Migräne.

Spannungskopfschmerzen Diese häufig vorkommende Form der Kopfschmerzen dauert einige Minuten bis Wochen an. Der Schmerz wird als drückend oder ziehend wahrgenommen und wird abends schlimmer. Es fühlt sich an, als würde jemand den Kopf zusammendrücken. Der Schmerz kann im gesamten Kopf oder nur am Oberkopf vorkommen. Die genaue Ursache ist immer noch nicht erforscht, aber man geht davon aus, dass eine verspannte Muskulatur rund um den Schädel der Auslöser ist. In der Regel bringen gängige Schmerzmittel kaum Linderung. Spannungskopfschmerzen wurden früher auch Stresskopfschmerzen oder psychosomatische Kopfschmerzen genannt.

Migräne Die Kopfschmerzen treten periodisch wiederkehrend auf, der pulsierende Schmerz hält einige Stunden bis Tage an. In der Regel ist der Schmerz auf eine Kopfseite beschränkt. Während einer Migräneattacke leiden die meisten Betroffenen zusätzlich an Übelkeit und Lichtempfindlichkeit. Manche Betroffene haben auch eine Migräne mit Aura: Sie sehen leuchtende Zickzacklinien im Gesichtsfeld. Auslöser für einen solchen Anfall können die Menstruation, Lichtblitze, Geräusche, Bewegungen, Kaffee, Schokolade, Angst und kaltes oder windiges Wetter sein. Meist hat man die ersten Anfälle während oder nach der Pubertät. Frauen sind häufiger betroffen als Männer.

Kopfschmerzen bei Nebenhöhlenentzündungen Hierbei verspürt man einen dumpfen Schmerz im Bereich der Stirn oder Wangen, der bei Bewegung schlimmer wird. Auslöser ist eine Infektion der Nebenhöhlen, der luftgefüllten Gänge um die Nase herum. Diese Form der Kopfschmerzen ist weniger bekannt und wird häufig mit Migräne verwechselt, da die Symptome sich ähneln. Eine chronische Nebenhöhlenentzündung löst keine Kopfschmerzen aus. Diese kommen erst wieder bei einem akuten Infekt.

Cluster-Kopfschmerzen Diese Kopfschmerzen treten periodisch auf, alle paar Tage oder auch bis zu achtmal täglich. 0,3 Prozent der Bevölkerung sind betroffen, davon dreimal mehr Männer als Frauen. Die heftigen Schmerzen dauern weniger als eine halbe Stunde und treten meist nachts auf. Begleitsymptome sind tränende Augen, eine verstopfte Nase, verengte Pupillen, hängende Augenlider, rote Augen und Schwitzen im Gesicht. Es wirken nur intravenöse Schmerzmittel und die Inhalation von 100 Prozent medizinischem Sauerstoff.

Wenn Ihre Kopfschmerzen so schlimm sind, dass Sie einen Arzt aufsuchen, werden Sie feststellen, dass der Fokus dort meist auf der Schmerzbehandlung liegt und Sie Schmerzmittel verschrieben bekommen. Je nach Symptomen ist es wichtig, dass einige diagnostische Tests gemacht werden, damit andere Erkrankungen ausgeschlossen werden können.

Wer an chronischen Kopfschmerzen leidet, erhöht mitunter noch die Anfälligkeit, indem zu viele Medikamente eingenommen werden. Eine Art Rebound-Effekt, bei dem die Kopfschmerzen häufiger auftreten, weil zu viel getan wurde: zu viel Schmerzmittel, mehr als drei bis vier Tassen Kaffee pro Tag, mehr als zweimal wöchentlich eine Schmerztablette oder ein abschwellendes Spray – bei manchen Menschen sind schon zwei Aspirin und etwas Kaffee am Tag zu viel. Halten Sie sich besser an den Grundsatz »So viel wie nötig, so wenig wie möglich« und versuchen Sie, die Schmerzen bis zu einem gewissen Grad auszuhalten. Auch wenn Ibuprofen, Aspirin oder Paracetamol die Schmerzen zuverlässig beseitigen, kann es zu noch mehr Kopfschmerzen kommen, wenn man jedes Mal zu einer Tablette greift und somit mehr Medikamente zu sich nimmt, als eigentlich nötig wären. Die Wirkung lässt schnell nach, weshalb eine immer höhere Dosis gebraucht wird. Auf lange Sicht ist es besser, andere Alternativen zu nutzen.

Auch hier spielt wie so oft die Ernährung eine Rolle. Manche Lebensmittel können Allergien auslösen und so Kopfschmerzen und weitere Symptome hervorrufen. Als Quintessenz lässt sich festhalten, dass Ernährung und Stress die Hauptauslöser von biochemischem Ungleichgewicht sind und somit Kopfschmerzen verursachen können. Die Reaktionen können von Halsschmerzen direkt nach dem Verzehr des Lebensmittels bis hin zu einem anaphylaktischen Schock reichen. Wenn man sofort eine Reaktion merkt, weiß man natürlich leicht, welche Lebensmittel man meiden sollte, aber die meisten Nahrungsmittelunverträglichkeiten sind weniger offensichtlich. Dann ist ein Test umso sinnvoller.

Stress, Sorgen und Depression können ebenfalls Kopfschmerzen und Migräne auslösen. Ist man emotional im Gleichgewicht, findet man die Ursache leichter. Bestimmte Formen der Psychotherapie und Akupunktur nach den fünf Elementen, die ich natürlich gern empfehle, können sehr hilfreich sein.

Egal um welches Beschwerdebild es geht, die Traditionelle Chinesische Medizin behandelt nicht nur die Symptome, sondern geht auch an die Ursache, die entweder in einem selbst oder in der Umwelt zu finden ist. Die Fünf-Elemente-Lehre sieht sich darüber hinaus auch den Menschen an, der an den Symptomen leidet. Beispielsweise können sich zwei Menschen auf derselben Feier mit demselben Grippevirus infizieren und doch ganz unterschiedliche Symptome zeigen und eine unterschiedliche Behandlung benötigen. Deshalb werden Kopfschmerzen je nach Betroffenem und Auslöser unterschiedlich behandelt. Die TCM teilt Kopfschmerzen grob wie folgt ein:

- Wind-Invasion: Der Name bezieht sich darauf, dass man sich an einem windigen Tag eine Erkältung einfängt. Qi und Blutfluss geraten aus dem Gleichgewicht, es kommt zu Kopfschmerzen (wie zum Beispiel bei einer Erkältung oder Grippe).
- Zu viel Yang in der Leber: Auslöser sind Wut, Stress und Frustration. Zusätzlich zu den Kopfschmerzen kann es zu Benommenheit, einem bitteren Geschmack im Mund, Angst und Reizbarkeit kommen (zum Beispiel bei hohem Blutdruck).
- Mangel an Blut und Qi: Als Ursachen kommen eine ungesunde Ernährung, Verletzungen mit Blutverlust, Krankheit, Erschöpfung oder auch eine starke Menstruationsblutung in Frage. Die Symptome zeigen sich nur langsam: Kopfschmerzen, ein schwerer Kopf, müde Augen, Müdigkeit, Erschöpfung und Blässe.
- Blutstau: Das kommt eher selten vor, zum Beispiel nach einer Kopfverletzung oder bei inneren Beschwerden, und sollte immer ärztlich abgeklärt werden. Der scharfe Schmerz ist oft auf eine Stelle begrenzt. Betroffene klagen außerdem oft über Konzentrations- und Gedächtnisprobleme sowie Herzrasen.

Victoria

» Victoria ist Immobilienmaklerin und leidet unter Migräne. Sie fragte mich, was sie langfristig tun könne, neben den Medikamenten, die sie sowieso schon nimmt. Sie hatte viel Stress im Beruf und war auf ihren Chef nicht gut zu sprechen, da er ihr keine Gehaltserhöhung gab. Ich zeigte ihr drei Akupressurpunkte, einer am Nacken, einer unterhalb des Rippenbogens und einer zwischen Daumen und Zeigefinger. Zur Aromatherapie empfahl ich ihr Weihrauch, Wintergrün und Lavendel.

Einige Wochen später schrieb mir Victoria, dass sie die Öle auf den Druckpunkten während eines Workshops angewendet hatte und die Symptome binnen Minuten verschwanden. Sie konnte sich dann wieder auf den Vortrag konzentrieren und musste nicht den Raum verlassen. Und alle um sie herum hatten sich an dem guten Duft erfreut. Eine Sitznachbarin bedankte sich bei ihr, da sie sich dank des Duftes auf den langen Vortrag konzentrieren konnte und nicht weggenickt war. «

In der nachfolgenden Übersicht sind die Kopfschmerzen nach dem westlichen Modell aufgelistet, das die meisten von Ihnen sicherlich kennen. Aber sehen Sie sich gern auch das chinesische Modell an, um die Ursachen nach TCM hinter Ihren Kopfschmerzen herauszufinden.

Aroma-Akupressur bei Kopfschmerzen

Nutzen Sie so viele Punkte und Öle, wie Sie brauchen. Es müssen nicht alle der hier erwähnten sein. Bleiben Sie bei den Druckpunkten, die sich gut anfühlen, und dem Öl, das Sie vorrätig haben. Die einzelnen Öle und Punkte sind paarweise oder in Gruppen aufgeführt. Jedes Öl sorgt für eine bestimmte Wirkung, die vom Druckpunkt unterstützt wird. Die Öle passen nur zu dem jeweils angegebenen Druckpunkt. Nicht jedes Öl einer Gruppe wirkt auf jedem Punkt gleich gut.

Öle

Zypresse: Unterstützt die Blutversorgung der Muskeln und reduziert Schmerzen.

Lavendel: Wirkt gegen Verspannungen und Stress.

Lemongrass: Lindert Muskelschmerzen (Nur verdünnt anwenden!).

Druckpunkte

GB 20: Lindert starke Verspannungen.

DI 4: Lindert Schmerzen und starke Verspannungen im Kopfbereich.

Öle

Zypresse: Unterstützt die Blutversorgung der Muskeln und reduziert Schmerzen.

Pfefferminze: Verbessert den Blutfluss und hilft bei Schmerzen.

Druckpunkte
LG 16: Hilft bei Müdigkeit, stärkt das Immunsystem und regt die Verdauung an.

GB 41: Lindert Kopfschmerzen.

Öl
Blauer Rainfarn: Löst angestaute Gefühle und bringt das Qi zum Fließen.

Druckpunkt
LE 3: Löst angestaute Gefühle.

Bei Kopfschmerzen aufgrund von Nebenhöhlenentzündungen:

Nutzen Sie die wichtigsten Druckpunkte zur Linderung von Kopfschmerzen und die passenden Öle.

Öle
Lavendel: Beruhigend, wirkt antientzündlich.

Eukalyptus: Wirkt schleimlösend. (Achtung: Eukalyptus kann in den Augen brennen.)

Druckpunkte
BL 2: Befreit die Nebenhöhlen und klärt den Blick.

DI 20: Hilft bei Schnupfen und befreit eine verstopfte Nase.

MA 3: Befreit die Nebenhöhlen.

Nutzen Sie die wichtigsten Druckpunkte zur Linderung von Kopfschmerzen zusätzlich zu den nachfolgend aufgeführten Punkten.

Öl
Narde: Eins der Öle, das am besten beruhigt und das Nervensystem ins Gleichgewicht bringt. Wirkt auch krampflösend.

Druckpunkt
3E 5: Beruhigt bei Stress, reguliert ein Übermaß an Qi im Kopf.

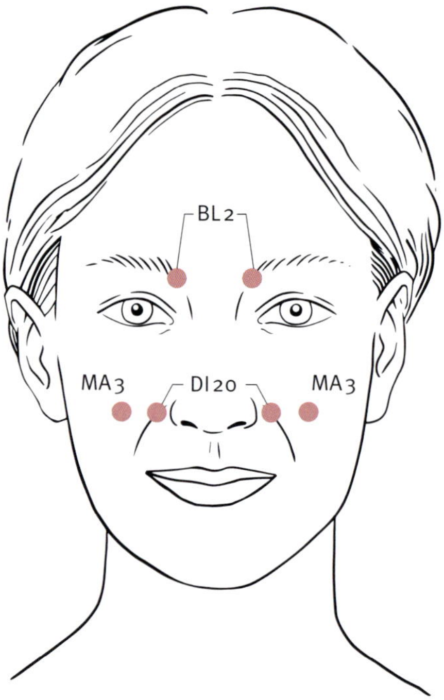
BL 2
MA 3
DI 20
MA 3

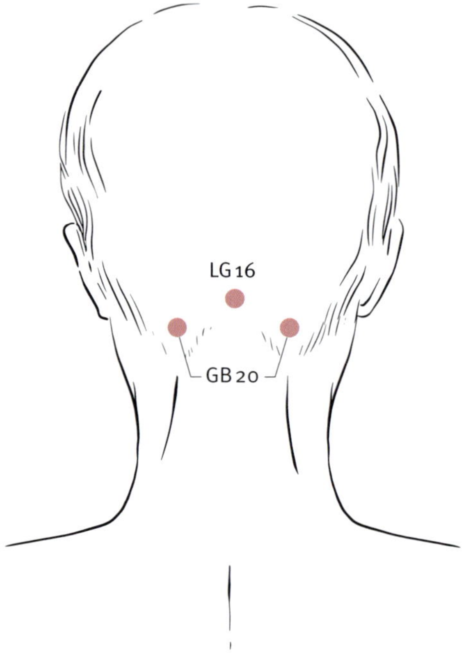
LG 16
GB 20

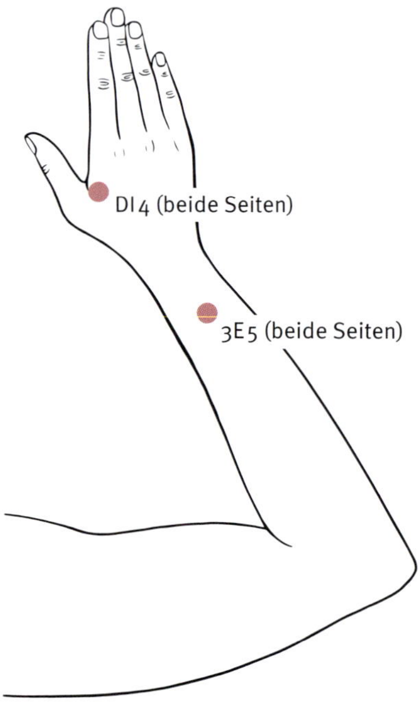
DI 4 (beide Seiten)
3E 5 (beide Seiten)

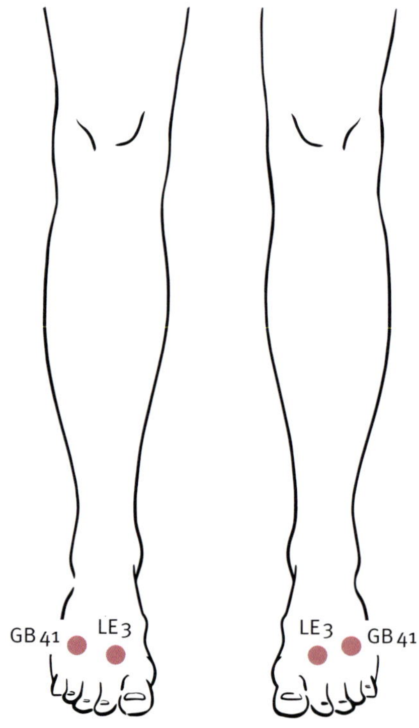
GB 41
LE 3
LE 3
GB 41

Unterstützung des Immunsystems

In einem Netzwerk aus Organen, Zellen und Eiweißen bekämpft das Immunsystem Krankheiten, die sich im Körper ausbreiten wollen. Unterstützung kann es immer gebrauchen.

Neben dem Nervensystem ist das Immunsystem das komplexeste System im menschlichen Körper und fürs Überleben ungemein wichtig.

Wenn es gut läuft, merken wir gar nicht, dass in uns ein ständiger Kampf gegen Bakterien, Viren und Giftstoffe geführt wird, die wir täglich einatmen, über die Nahrung aufnehmen oder mit denen wir durch unsere Umwelt in Kontakt kommen. Dieser Kampf findet rund um die Uhr statt, Tag für Tag. Krank wird man erst, wenn das Immunsystem geschwächt ist, bei besonders aggressiven Erregern oder wenn der Körper mit einem bislang unbekannten Erreger in Berührung kommt. Unsere Umwelt ändert sich, und unser Körper muss sich anpassen. Wenn die Umwelt stärker ist, werden wir krank.

Mutter Erde hat uns zwei wichtige Waffen im Kampf gegen Krankheiten mitgegeben: Pflanzen und unsere eigenen Hände. Hier denke ich natürlich sofort an die ätherischen Öle, die aus Pflanzen hergestellt werden, und an Akupressur. Seitdem ich meinen Patienten Aroma-Akupressur empfehle, können sie selbst etwas für ihre Gesundheit tun, werden seltener krank und haben mehr Energie.

Zahlreiche Öle wirken gegen Bakterien, Viren und Parasiten und unterstützen das Immunsystem im Kampf gegen Keime. Nutzen Sie die Öle, die Sie besitzen, auf den angegebenen Druckpunkten. Sie werden helfen. Drücken Sie die Punkte eher leicht, als würden Sie eine Taste auf der Computertastatur antippen. Halten Sie den Punkt ein bis drei Minuten gedrückt und atmen Sie dabei tief ein und aus, um zu entspannen und die Aroma-Akupressur wirken zu lassen. Sie werden merken, dass die Kombination aus Aromatherapie, Akupressur und Atmung Ihr Immunsystem entscheidend stärken und Sie bei der Entspannung unterstützen wird.

Aroma-Akupressur zur Unterstützung des Immunsystems

Nutzen Sie so viele Punkte und Öle, wie Sie brauchen. Es müssen nicht alle der hier erwähnten sein. Bleiben Sie bei den Druckpunkten, die sich gut anfühlen, und dem Öl, das Sie vorrätig haben. Die einzelnen Öle und Punkte sind paarweise oder in Gruppen aufgeführt. Jedes Öl sorgt für eine bestimmte Wirkung, die vom Druckpunkt unterstützt wird. Die Öle passen nur zu dem jeweils angegebenen Druckpunkt. Nicht jedes Öl einer Gruppe wirkt auf jedem Punkt gleich gut.

Öle

Eukalyptus: Antibakteriell, antiviral, schleimlösend.

Teebaumöl: Antibakteriell und antiviral.

Druckpunkte

DI 4: Stärkt das Immunsystem. (Nicht in der Schwangerschaft behandeln!)

3E 5: Stärkt die Abwehrkräfte.

KG 17: Stimuliert die Thymusdrüse.

Öle

Weihrauch: Stärkt das Immunsystem.

Niaouli: Wirkt kraftvoll gegen Viren. (Nicht in der Schwangerschaft anwenden!)

Druckpunkte

MA 36: Lindert Müdigkeit, stärkt das Immunsystem und regt die Verdauung an.

KG 4: Ein kraftvoller Punkt, der den gesamten Körper stärkt.

KG 6: Ein Sammelpunkt für das Qi, der den gesamten Körper stärkt und zentriert.

BL 23: Unterstützt Nieren und Lebenskraft.

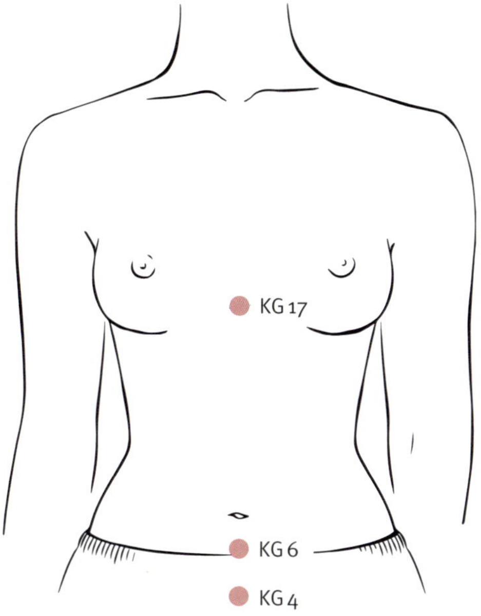
KG 17
KG 6
KG 4

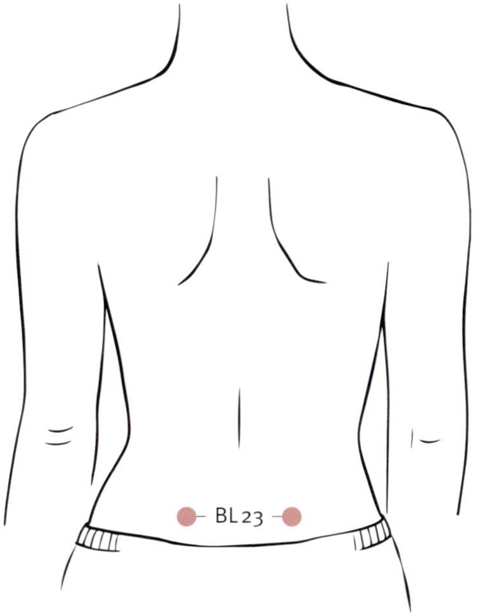
BL 23

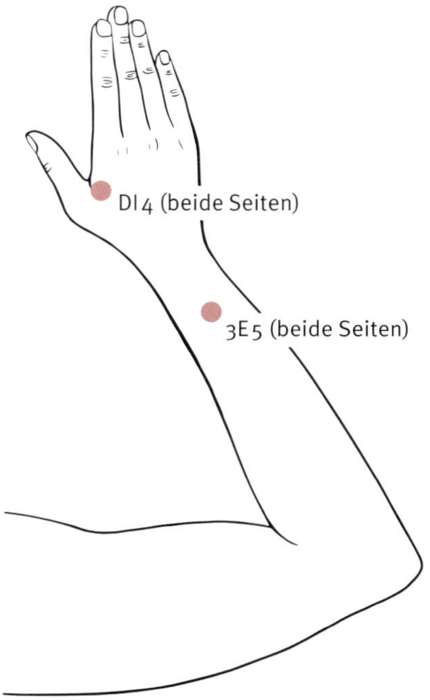
DI 4 (beide Seiten)
3E 5 (beide Seiten)

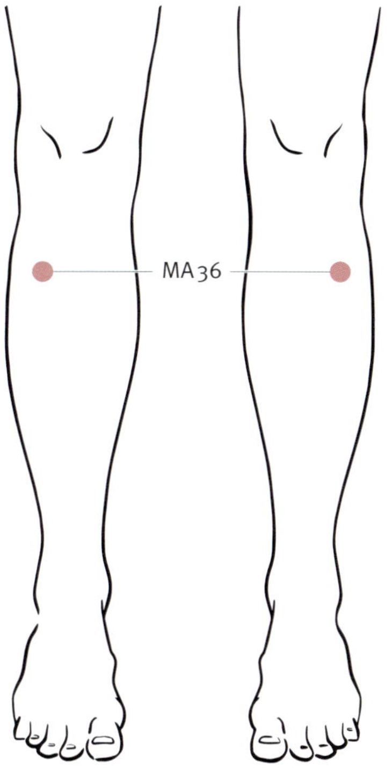
MA 36

Schlafprobleme

Wenn man ständig zu wenig oder schlecht schläft, kann das vielfältige Folgen für Körper und Geist haben. Spätestens dann gilt es, sich darum zu kümmern.

Wenn Sie in einem Land mit Sommer- und Winterzeit leben, wissen Sie, welch großen Unterschied schon eine Stunde machen kann. Eine Stunde klingt zwar nicht viel, eine Stunde mehr oder weniger Schlaf kann aber entscheidend sein, ob man gut oder schlecht in den Tag startet. Diese eine Stunde beeinflusst Ihre Gesundheit, Ihre Laune und sogar Ihr Sexleben, besonders dann, wenn Sie langfristig weniger als die empfohlenen sieben bis acht Stunden Schlaf bekommen.

Wer genug schläft, hat bessere Laune, sein Gewicht besser im Griff, kann besser denken, hat ein geringeres Risiko für Unfälle und Verletzungen, ein besseres Erinnerungsvermögen und ein besseres Immunsystem. Allein das Wissen um die Vorteile hilft aber denen nicht, die an chronischem Schlafmangel leiden oder nicht dann schlafen können, wann sie wollen.

Susan

» *Meine Freundin Susan ist Marketingexpertin, Referentin und Autorin. Auch wenn sie unglaublich viel auf der Welt herumgekommen ist, hatte sie doch die Gabe, überall und jederzeit schlafen zu können. Ich habe wirklich gestaunt, wie sie in verschiedenen Zeitzonen und Hotels immer wie ein Stein schlafen konnte.*

Mit ihrem 70. Geburtstag änderte sich das schlagartig. Sie reduzierte ihre Termine und trat nur noch bei regionalen Veranstaltungen auf. Ich war perplex und fragte sie: »Wie kommt's?« Sie erzählte mir, dass sie keine Energie mehr hätte, weil sie unterwegs nicht mehr genug Schlaf bekäme. Jahrelang hatte sie Geschäftstermine auf der ganzen Welt problemlos abhalten können, weil ihr das Schlafen so leicht fiel. Nun brauchte sie aber allein zum Einschlafen ein bis zwei Stunden. Wenn sie richtig müde war, schlief sie zwar schnell ein, wurde aber gegen 3 Uhr nachts wach und konnte nicht mehr einschlafen. Es machte sie fix und fertig – und sie fühlte sich nur noch alt!

Ich musste schmunzeln, denn mit ihren 70 Jahren war sie noch fitter als viele 30-Jährige, die ich kenne. Aber sie fühlte sich nun mal tatsächlich nach jeder Nacht mit schlechtem Schlaf schlechter und reizbarer. Ich zeigte ihr einige Akupressurpunkte im Nacken, im Schulterbereich, an den Füßen und Sprunggelenken und riet ihr, diese Punkte mit Lavendelöl zu behandeln. Außerdem empfahl ich ihr, bestimmte Punkte an den Füßen mit Muskatellersalbei und auf der Fußsohle mit Vetiveröl zu behandeln. Und schließlich gab ich ihr den Tipp, eine Mischung aus Orange, Sandelholz, Weihrauch und Lavendel in einer Duftlampe zu verdampfen, um tiefer und erholsamer schlafen zu können.

Ein paar Tage später schrieb sie mir, dass es ihr bereits bedeutend besser ginge und sie wieder durchschliefe, seit sie die Aroma-Akupressur nutzte. Sie war begeistert, dass sie sogar wieder einschlief, wenn sie gegen 3 Uhr auf der Toilette war. Und noch immer ist sie Feuer und Flamme und nutzt weiterhin Aroma-Akupressur, wenn sie auf Reisen ist. Weiter so, Susan!

Susans Fall ist keine Seltenheit. Schlafprobleme können viele Auslöser haben: das Alter, Krankheiten, Schlafapnoe, Angst, Stress, eine laute Umgebung, Allergien, psychische Probleme, aber auch Alkohol, Kokain, Koffein und eine ungesunde Ernährung.

Schlafprobleme sind keine Krankheit im eigentlichen Sinn, sondern vielmehr ein Symptom. Ihr Körper teilt Ihnen mit, dass irgendetwas aus dem Lot geraten ist. Die chinesische Medizin sieht die Ursache in einer ungleichmäßigen Verteilung der Energie. Der Energiefluss auf den Meridianen ist gestört, wenn zu viel Energie fließt, der Meridian blockiert oder so überlastet ist, dass gar nichts mehr fließen kann. Aroma-Akupressur kann bei all diesen Ursachen helfen, die Meridiane ins Gleichgewicht zu bringen.

In der folgenden Übersicht finden Sie die wichtigsten Druckpunkte bei Schlafproblemen und deren häufigsten Ursachen. Beginnen Sie mit den Hauptpunkten und -ölen und behandeln Sie dann die Begleiterscheinungen, die Ihren Symptomen am ähnlichsten sind.

Aroma-Akupressur bei Schlafproblemen

Nutzen Sie so viele Punkte und Öle, wie Sie brauchen. Es müssen nicht alle der hier erwähnten sein. Bleiben Sie bei den Druckpunkten, die sich gut anfühlen, und dem Öl, das Sie vorrätig haben. Die einzelnen Öle und Punkte sind paarweise oder in Gruppen aufgeführt. Jedes Öl sorgt für eine bestimmte Wirkung, die vom Druckpunkt unterstützt wird. Die Öle passen nur zu dem jeweils angegebenen Druckpunkt. Nicht jedes Öl einer Gruppe wirkt auf jedem Punkt gleich gut.

Öl
Vetiver: Beruhigend, erdend und entspannend.

Druckpunkte
NI 1: Entspannt den gesamten Körper und beruhigt den Geist.

MP 1: Hilft bei Schlafproblemen, Depression und Übelkeit.

Öl
Bergamotte/Mandarine: Beide regulieren das vegetative Nervensystem und wirken gleich gut.

Druckpunkte
Shen Men: Drücken Sie diesen Punkt am Ohr, um Gehirn und Körper zu entspannen.

KG 17: Entspannt den Brustbereich und beruhigt den Geist.

Öl
Lavendel: Beruhigt das Nervensystem.

Druckpunkt
Yin Tang: Beruhigt das Gedankenkarussell.

Öl
Majoran: Wirkt gegen Grübeln und entspannt die Muskeln.

Druckpunkt
GB 34: Entspannt Muskeln und Sehnen.

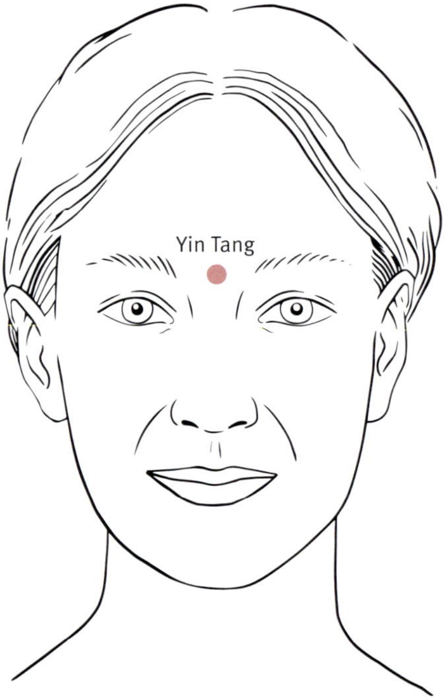

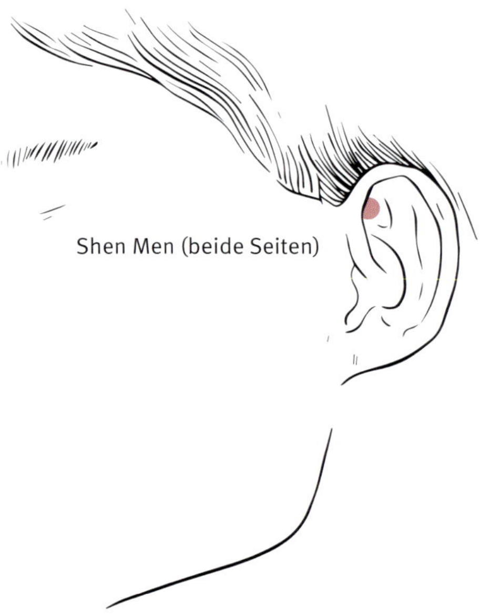

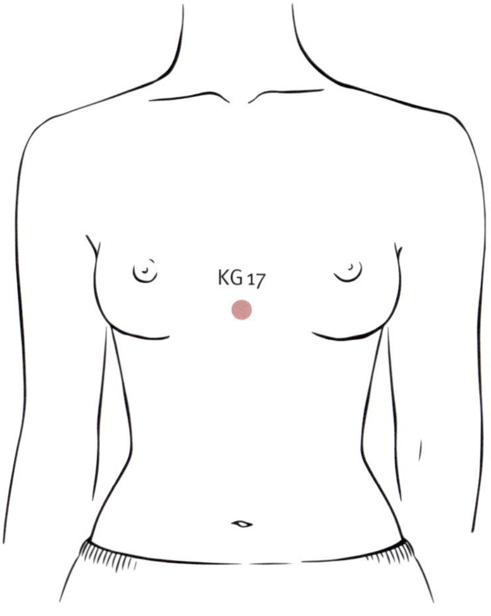
KG 17

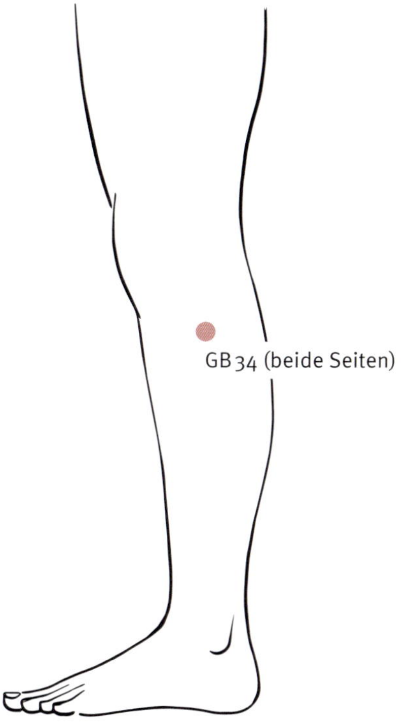
GB 34 (beide Seiten)

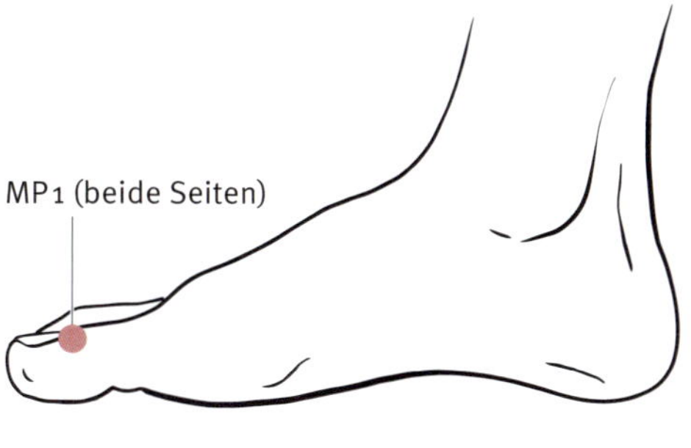
MP 1 (beide Seiten)

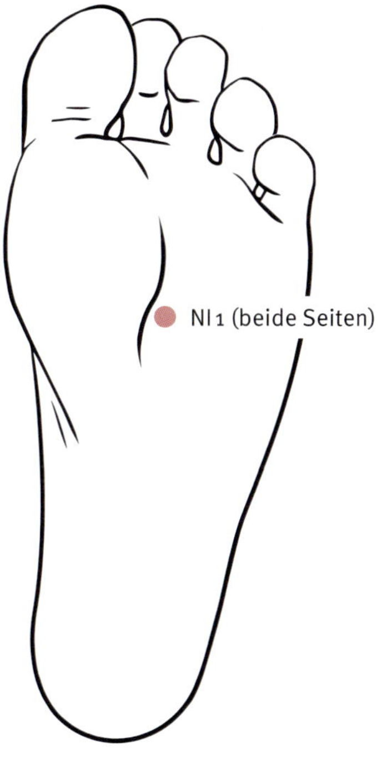
NI 1 (beide Seiten)

Nacken- und Schulterverspannungen

Gerade in Kopfnähe können Verspannungen zu unliebsamen Begleitern werden, die zahlreiche andere Beschwerden wie zum Beispiel Kopfschmerzen mit sich bringen.

Nackenverspannungen

Nach jahrelangen Nackenverspannungen durch ein Schleudertrauma in der Halswirbelsäule wegen mehrerer Autounfälle entschied ich mich, das Wort »Nackenschmerzen« aus meinem Vokabular zu streichen, denn ich wollte keine negative Aufmerksamkeit oder Bilder schaffen. Nackenschmerzen sind weit verbreitet und meistens auf Stress zurückzuführen. Wer zu viel um die Ohren hat, hat oft auch Verspannungen im Nacken. Nackenschmerzen und Stress gehören zu den fünf häufigsten Beschwerden, die Patienten zum Hausarzt führen. Stress ist der Hauptauslöser für Nackenschmerzen. Andere Ursachen sind Verletzungen, das Telefon zwischen Kopf und Schulter klemmen, schlechte Körperhaltung bei der Arbeit und Arthrose. Unabhängig von den Ursachen können Nackenschmerzen zu schlaflosen Nächten, Bewegungseinschränkungen und allgemeinem Unwohlsein führen.

Die gute Nachricht: Verspannungen und Schmerzen im Nacken sind selten Anzeichen einer ernsten Erkrankung. Allerdings gibt es zahlreiche Begleiterscheinungen bei Nackenschmerzen, da durch den Nacken viele Venen und Arterien verlaufen, außerdem das Hormon-, Atem- und das Lymphsystem sowie der Stütz- und Bewegungsapparat. Begleiterscheinungen können Kopfschmerzen, Schlafprobleme, verschwommenes Sehen, Tinnitus und allergischer Schnupfen sein. Ziehen Sie einen Arzt zurate, wenn zu Ihren Nackenschmerzen Symptome wie Taubheit oder Schwäche in den Armen und Händen oder ein stechender Schmerz in der Schulter oder im Arm dazukommen.

In der chinesischen Medizin gilt der Nacken als die Verbindung zwischen Himmel und Erde, also als Tor zu Körper und Geist. Unser Kopf redet oft so laut und ununterbrochen, dass wir kaum hören können, was unser Herz sagt. Wenn Sie zum Beispiel eigentlich beruflich einen anderen Weg einschlagen wollen, aber Ihr Kopf immer wieder sagt, dass das falsch sei, Sie nicht die passenden Fähigkeiten dafür mitbrächten oder es schlicht ein Hirngespinst sei, liegen Herz und Kopf im Widerstreit. Dieser innere Konflikt kann zu Nackenschmerzen, Reizbarkeit und Frust führen. Es kann auch zu einem regelrechten Gefühlschaos kommen, und die Nackenschmerzen sind nur ein erstes Anzeichen.

Kommt es an einer Stelle zu Stauungen, spricht man in der chinesischen Medizin von Blockade. Bei Nackenschmerzen befindet sich die Stauung oder Blockade im oberen Rücken und im Nacken und verlangsamt den Blut- und Energiefluss in dieser Region. Wenn die Verspannung nicht behoben wird, kann sich die Blockade nach oben ausweiten und zu Kieferschmerzen, Zähneknirschen und -zusammenbeißen und Kopfschmerzen führen oder aber nach unten und Verspannungen und Schmerzen in Schultern und Rücken auslösen. Den Nacken dehnen oder versuchen, ihn selbst wieder in die richtige Position zu bringen, kann vorübergehend gelingen, geht jedoch nicht an die Wurzel des Problems. Mit der Zeit kehren die Verspannungen zurück und können sogar chronisch werden – und so zu größeren Schmerzen, Steifheit und sogar eingeklemmten Nerven führen.

Akupunktur und Akupressur werden schon lange erfolgreich zur Schmerzbehandlung angewendet. Eine Schmerzbehandlung über die Akupunkturpunkte funktioniert, indem schmerzlindernde Hormone freigesetzt werden, die sofort an der behandelten Stelle wirken. Zusätzlich wirken etliche ätherische Öle schmerzlindernd, antientzündlich, krampflösend, entspannend und verjüngend. Sie können die Verspannung schnell lösen und Körper und Geist entspannen.

Außerdem können bei Nackenschmerzen hilfreich sein:

- Wärme in Form einer warmen Dusche, einer Wärmflasche oder eines Handtuchs das in heißes Wasser gelegt und ausgewrungen wird. Wenn Sie Majoranöl auf die betreffende Stelle geben und dann ein warmes Handtuch darüberlegen, regt das den Blutfluss an, das Öl dringt tiefer ein und kann die Muskeln lockern.
- Dehnen, um wieder beweglicher zu werden. Yin Yoga oder Restorative Yoga eignen sich bestens und helfen auf sichere Weise gegen Verspannungen in Nacken, Schultern, Kiefer und Rücken.
- Genügend schlafen. Versuchen Sie, acht Stunden Schlaf zu bekommen. Schlafen Sie möglichst auf dem Rücken und legen Sie sich ein Kissen unter die Knie. So wird die natürliche Form der Wirbelsäule unterstützt.
- Halten Sie das Telefon in der Hand oder nutzen Sie ein Headset. Klemmen Sie es aber bitte nicht zwischen Kopf und Schulter. Schauen Sie nicht so oft und so lange aufs Handy, denn in dieser Position wird viel Druck auf die Halsmuskulatur ausgelöst, um den Kopf aufrecht zu halten. Dr. David DeWitt bezeichnet diese Haltung auch als »text neck« (»Handynacken«).
- Gönnen Sie sich genügend Auszeiten und Erholung. Wie oft überhören wir die Hilferufe unseres Körpers. Sie wissen eigentlich genau, wann Sie eine Pause brauchen – gönnen Sie sich auch eine. Auch eine kleine Pause während der Arbeit kann schon helfen.

Und nutzen Sie natürlich Aroma-Akupressur, wann immer Sie sie brauchen, egal wo Sie sind.

Schulterverspannungen

Auf den Schultern tragen wir im übertragenen Sinn all unsere Lasten. Schulter- und Nackenschmerzen treten häufig dann auf, wenn wir gestresst und angespannt sind, wenn es sich so anfühlt, als würden wir die Last der ganzen Welt auf unseren Schultern tragen. Familie, Beruf, Finanzen, Gesundheit, unsere Eltern und unsere Kinder – wohin man sieht, Verpflichtungen.

Die Schultern gehören zu den größten und komplexesten Gelenken im Körper. Das Schultergelenk ist so geformt, dass ein großer Bewegungsradius möglich ist. Das Verbindungsgelenk zwischen Oberarmknochen und Schulterblatt ist sehr beweglich und deshalb für Verletzungen anfällig.

Körperliche Arbeit, Sport und wiederkehrende Bewegungsabläufe können zu Verletzungen der Schultern führen. Tagein, tagaus dieselben Bewegungen, besonders bei der Büroarbeit oder beim Autofahren, können dazu führen, dass die Schultern zusammensacken, man flacher atmet und Verspannungen bekommt. Chronische Verspannungen im Schulterbereich können die Blutversorgung der Arme behindern und kalte Hände verursachen. Werden die Verspannungen gelöst, kann die Wärme wieder frei in Arme und Hände strömen.

Melissa

» *Eine meiner Patientinnen arbeitete als Bauingenieurin im Disneyland. Nach jahrelanger monotoner Arbeit hatte sie eine steife Schulter und Schmerzen im Oberarm. Ihre Schultermuskulatur war bei Berührung empfindlich, sie konnte ihren Arm nur bis 45 Grad anheben. Nach einer Akupunktursitzung konnte sie ihren Arm schmerzfrei viel höher heben. Wir freuten uns beide über diese schnelle Verbesserung. Aber mir war klar, dass die Steifheit und die Schmerzen schnell wiederkommen würden, sobald sie auf der Arbeit wieder dieselben Bewegungen machte. Ich betonte, wie wichtig es sei, zu Hause regelmäßig etwas für die Schultern zu tun und die monotonen Arbeitsbewegungen etwas einzuschränken, damit das Gelenk heilen, stabiler und stärker werden konnte. Ich empfahl ihr, die ätherischen Öle Majoran, Lemongrass und Wintergrün im Nacken, auf den Schultern und den Armen anzuwenden.*

Zwei Wochen später erzählte sie mir strahlend, dass sie mit Micky Maus getanzt und er sie herumgewirbelt hätte. Zu ihrer Erleichterung fühlte die Schulter sich die ganze Zeit gut an und sie konnte die Nacht durchtanzen. «

Wie so oft beim Thema Gesundheit braucht es für eine gesunde Schulter mehrere Punkte. Etliche Punkte zur Selbstbehandlung finden Sie im Abschnitt zu den Nackenschmerzen. Darüber hinaus ist es wichtig, dass Sie den Grund für die Verspannungen im Schulterbereich finden, seien es eine ungesunde Beziehung, schlechte Ernährung, finanzielle Sorgen oder ungelöste psychische Themen. Ich weiß, leichter gesagt als getan, aber es führen nicht nur viele Wege nach Rom, sondern auch zu einem besseren Leben. Das Wichtigste ist Ihre Entscheidung, sich selbst zu heilen. Alles Weitere findet sich.

Aroma-Akupressur bei Verspannungen

Nutzen Sie so viele Punkte und Öle, wie Sie brauchen. Es müssen nicht alle der hier erwähnten sein. Bleiben Sie bei den Druckpunkten, die sich gut anfühlen, und dem Öl, das Sie vorrätig haben. Die einzelnen Öle und Punkte sind paarweise oder in Gruppen aufgeführt. Jedes Öl sorgt für eine bestimmte Wirkung, die vom Druckpunkt unterstützt wird. Die Öle passen nur zu dem jeweils angegebenen Druckpunkt. Nicht jedes Öl einer Gruppe wirkt auf jedem Punkt gleich gut.

Öl

Birke: Lindert Krämpfe, hat eine kortisolähnliche Wirkung und hilft gegen Entzündungen.

Zypresse: Unterstützt die Blutversorgung der Muskeln und reduziert Schmerzen und Krämpfe.

Lemongrass: Lindert Muskelschmerzen und unterstützt die Heilung des Bindegewebes (Nur verdünnt anwenden!).

Majoran: Entspannt Muskeln und lindert Krämpfe.

Druckpunkte

GB 20: Lindert Kopfschmerzen und Verspannungen im Nacken.

GB 21: Lindert Verspannungen in Nacken und Schultern.

GB 34: Lindert Verspannungen im unteren Rücken und in den Beinen.

DI 4: Lindert Schmerzen im Oberarm und im gesamten Körper.

DÜ 3: Entspannt einen steifen Nacken und steife Schultern.

3E 14: Lindert Verspannungen in Schultern und Nacken.

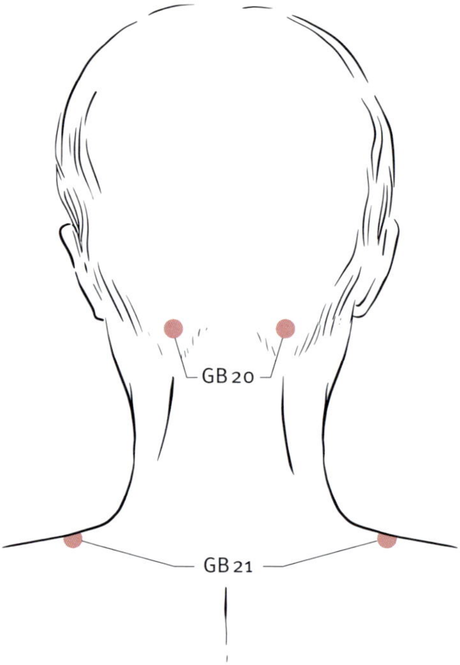
GB 20
GB 21

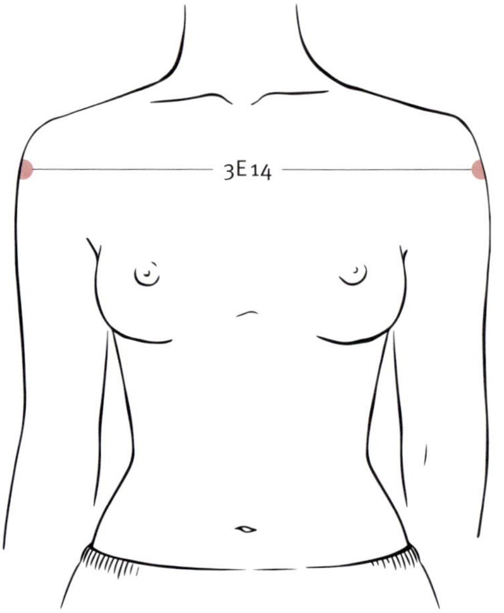
3E 14

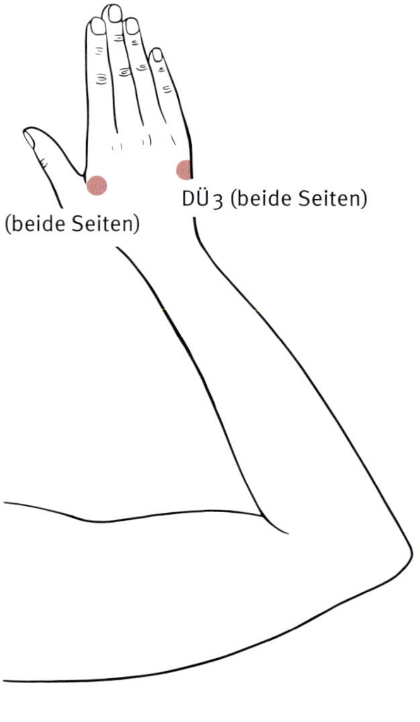
DÜ 3 (beide Seiten)
DI 4 (beide Seiten)

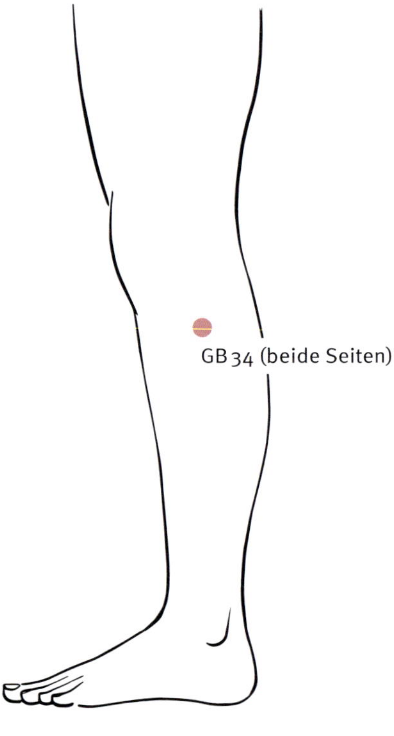
GB 34 (beide Seiten)

Gehirn und Gedächtnis

Ein gesundes Gehirn kann sich nicht nur alles besser merken, sondern hilft auch beim Lernen oder Analysieren und generell beim Denken. Die Intuition wird ebenfalls besser.

Auch wenn es heutzutage zahlreiche äußere Einflüsse gibt, die unserem Gehirn nicht guttun, können wir doch einiges machen, um unsere Gehirnfunktion zu verbessern. Studien des Neurologischen Instituts der McGill University in Montreal zeigen, dass das Gehirn lebenslang über eine Neuroplastizität verfügt. Das bedeutet, dass es sich unabhängig vom Alter und unseren Genen verändern und verbessern kann. Gedanken, Gefühle, Verhalten und Handlungen beeinflussen sowohl unser Kurzzeit- als auch Langzeitgedächtnis. Wir können unsere Gehirnfunktionen durch ein Leben im Gleichgewicht anregen und verbessern. Gesunde Ernährung, Sport, wenig Stress, gesunde Beziehungen, Lachen und ausreichend Schlaf sind dafür wichtig.

Akupressur kann bei einem schlechten Gedächtnis und Konzentrationsproblemen und psychischem Stress helfen, den Kopf frei machen und den Geist entspannen. Ätherische Öle können den Effekt noch enorm verstärken. Sie wissen ja, dass sowohl Akupressurpunkte als auch ätherische Öle für verschiedene Dinge gut sind. Wenn man beide geschickt kombiniert, ist der Erfolg umso größer.

Wenn es um die Gehirnfunktion und das Lernen geht, setzt die chinesische Medizin darauf, den Energiefluss zum Gehirn zu verbessern, aber auch zu den drei anderen Organen, die für unser Gedächtnis und unsere kognitive Leistung zuständig sind: Herz, Milz und Nieren.

In der chinesischen Medizin ist das Herz der Sitz von geistiger Aktivität, ausgeglichenen Gefühlen, einem klaren Verstand, gutem Gedächtnis, scharfem Denken und gutem Schlaf. Gedächtnisverlust ist ein Anzeichen dafür, dass das Herz nicht im Gleichklang ist. Das Herz hat Einfluss auf unser Langzeitgedächtnis und wie schnell wir Informationen abrufen können. Als Kind konnte ich etwas Zeit mit meiner Großmutter verbringen. Auch wenn ich in dem Alter nicht so erpicht darauf war, neben ihr zu sitzen und mit ihr zu plaudern, hatte sie doch ein paar unvergessliche Geschichten aus ihrer Kindheit zu erzählen, denen ich gespannt lauschte. Besonders gut in Erinnerung geblieben sind mir ihre Erzählungen über ihre erste große Liebe und die Weihnachtszeit mit ihren eigenen Großeltern. Später fiel mir auf, dass all ihre Geschichten eine persönliche Erzählung von besonderen Momenten und Erlebnissen waren, die ihr am Herzen lagen. Solche Erzählungen sind der Beleg dafür, dass wir Erinnerungen auch in unserem Herzen tragen.

Die Milz beeinflusst das Kurzzeitgedächtnis, das analytische Denken und die Konzentration. Sie reagiert sehr sensibel auf ungesunde Ernährung und Stress. Kennen Sie das, wenn Sie etwas gegessen haben, was Ihnen nicht guttut, und Sie sich dann völlig erschlagen fühlen und müde sind? Gut, wenn man dann Wasser und Nährstoffe zu sich nehmen kann, damit das Gehirn schnell wieder auf die Beine kommt. Ernährt man sich aber längere Zeit ungesund, wirkt sich das auf Milz, Verdauung und schließlich auch auf das Gehirn aus.

In den Nieren befindet sich das Jing, die Essenz. Sie beeinflussen unsere körperliche Verfassung und wie gut und würdevoll wir altern. Sie sind außerdem für die embryonale Entwicklung, Wachstum, Sexualität und Fortpflanzung entscheidend. Die Nieren leiden mit zunehmendem Alter, aber auch Angstgefühle machen ihnen zu schaffen. Im Laufe der Jahre lässt die Nierenfunktion nach und mit ihr auch das Gehör, die Knochendichte, Gehirnfunktion und Erinnerungsvermögen. Mit zunehmendem Alter lässt das Kurzzeitgedächtnis nach, weshalb viele ältere Menschen vergesslich werden. Die Nieren sind ebenso für unser Gegenwartsgedächtnis zuständig.

Auch wenn es bestimmte Organe gibt, die direkt mit der Gehirnfunktion zu tun haben, arbeiten letztlich alle Organe gemeinsam für ein gesundes, harmonisches Zusammenspiel. Für einen gesunden Geist müssen Kopf, Körper und Perspektive im Gleichgewicht sein.

Mir fällt auf, dass bei vielen meiner Patienten der Geist unermüdlich arbeitet und so laut ist, dass sie kaum ihr Herz hören können. Sie leiden unter diesem sogenannten »Affengeist«, der nie Ruhe gibt und in seinem Käfig hin und her springt, weshalb es für sie unmöglich ist, wirklich zu entspannen und zu meditieren. So ein überaktiver Geist schlägt sich in Schlafproblemen, Unruhe, Beklemmung, Vergesslichkeit und Schwierigkeiten, einen klaren Gedanken zu fassen, nieder. Diese Symptome zeigen an, dass der Geist oder das Shen aus dem Gleichgewicht geraten ist. Man bildet mit seinem wahren Ich keine Einheit mehr, was sich auf den gesamten Körper inklusive des Gehirns niederschlägt.

Um Geist und Gehirn in Einklang zu bringen, empfehlen sich Meditation, Bewegung, eine gesunde Ernährung und Aroma-Akupressur. Im Folgenden finden Sie Akupressurpunkte für ein besseres Gedächtnis. Es empfiehlt sich, sie der Reihenfolge nach zu drücken, von unten nach oben. Drücken Sie die Punkte auf beiden Körperhälften für etwa 3 Sekunden, am besten mehrmals täglich.

Aroma-Akupressur für Gedächtnis und Gehirn

Nutzen Sie so viele Punkte und Öle, wie Sie brauchen. Es müssen nicht alle der hier erwähnten sein. Bleiben Sie bei den Druckpunkten, die sich gut anfühlen, und dem Öl, das Sie vorrätig haben. Die einzelnen Öle und Punkte sind paarweise oder in Gruppen aufgeführt. Jedes Öl sorgt für eine bestimmte Wirkung, die vom Druckpunkt unterstützt wird. Die Öle passen nur zu dem jeweils angegebenen Druckpunkt. Nicht jedes Öl einer Gruppe wirkt auf jedem Punkt gleich gut. Wenn Sie alle Öle besitzen, können Sie sie auch zusammen anwenden. Die Druckpunkte sind nicht nach ihrer Wichtigkeit geordnet, sondern von oben nach unten auf dem Körper.

Öle

Pfefferminze: Belebt Gehirn, Geist, Körper.

Rosmarin: Kann das Gedächtnis und die Konzentrationsfähigkeit verbessern.

Druckpunkte

LG 20: Ermöglicht Zugang zur Weisheit und beruhigt Emotionen.

Si Shen Cong: Verbessert die Gedächtnisleistung. An diesem Punkt am besten Pfefferminze anwenden.

BL 10: Klärt und belebt das Gehirn. Kann das Gedächtnis und die Sehkraft stärken.

Öle

Muskatellersalbei: Stärkt die Urteilskraft.

Zitrone: Unterstützt das logische Denken, hilft gegen Verwirrung. Hilft, das Gelernte zu behalten.

Rosmarin: Kann das Gedächtnis und die Konzentrationsfähigkeit verbessern.

Druckpunkte

LG 20: Öffnet uns für die Weisheit, beruhigt Gefühle. Regt die Gehirnfunktion an.

Yin Tang: Öffnet unsere Intuition.

LG 26: Regt den Geist an, beruhigt den Körper, bringt uns ins Hier und Jetzt.

GB 20: Hilft bei Verspannungen im Nacken und sorgt für Klarheit.

Öle

Zitrone: Unterstützt das logische Denken, hilft gegen Verwirrung.

Lavendel: Entspannt und beruhigt.

Druckpunkte

LG 26: Regt den Geist an, beruhigt den Körper, bringt uns ins Hier und Jetzt.

GB 20: Hilft bei Verspannungen im Nacken und sorgt für Klarheit.

Yin Tang: Öffnet unsere Intuition und beruhigt das Gehirn.

Öl

Blauer Rainfarn: Gegen seelischen Frust, Anspannung und Überempfindlichkeit.

Druckpunkte

DI 4: Hilft bei Stauung, Schmerzen und blockierter Energie.

LE 3: Löst angestaute Energie.

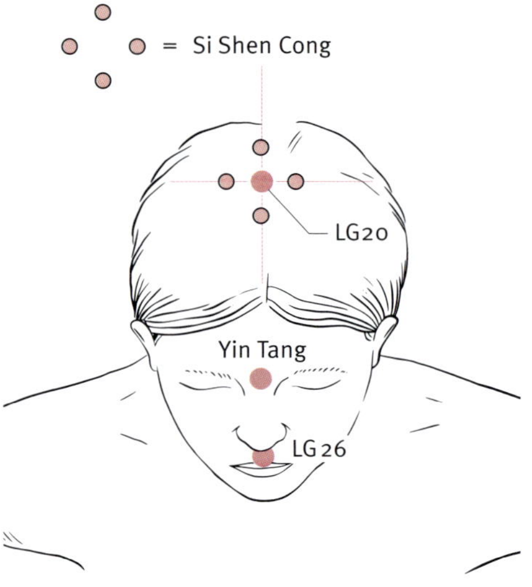
= Si Shen Cong
LG20
Yin Tang
LG26

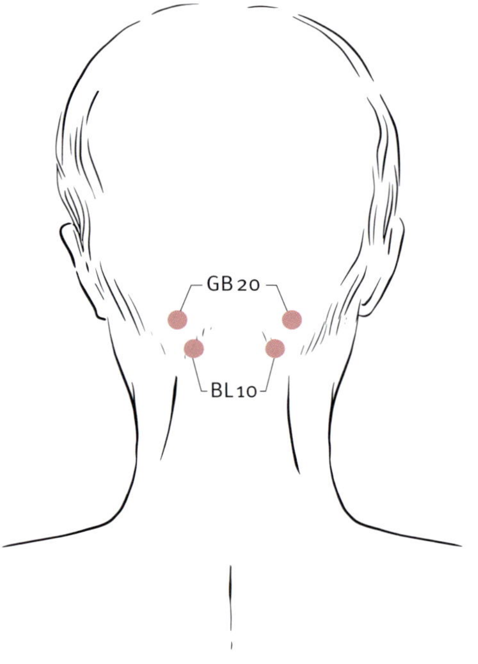
GB20
BL10

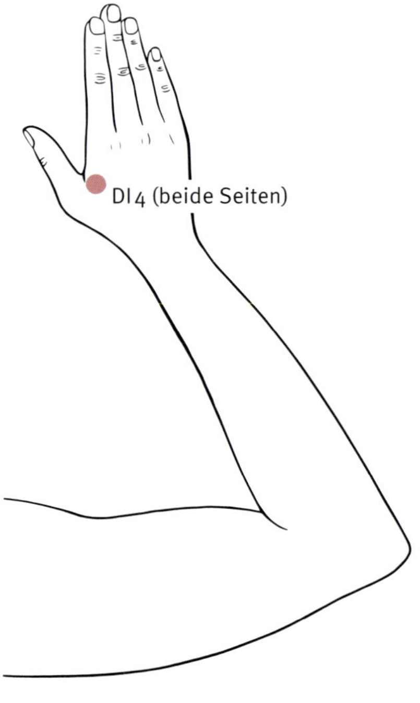
DI4 (beide Seiten)

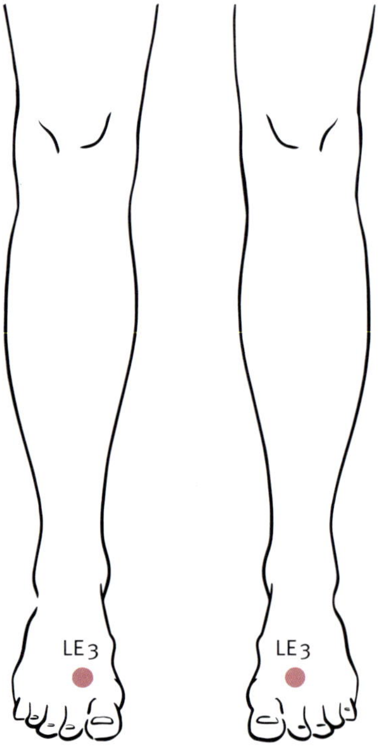
LE3
LE3

Schmerzen und Entzündungen

Der Entzündungsprozess ist ein Abwehrmechanismus des Immunsystems gegen alles, was der Körper als potenziell gefährlich einstuft.

Entzündungen haben einen schlechten Ruf und doch bekommen wir sie alle. Und brauchen sie sogar. Entzündungsreaktionen halten uns am Leben. Jeden Tag gibt es Hunderte, wenn nicht sogar Tausende kleine asymptomatische Entzündungsreaktionen im ganzen Körper. Gesundheitsfördernde Reaktionen auf Entzündungen gehören zu unserem Immunsystem dazu. Sie beseitigen automatisch Krankheitserreger und regen die Zellheilung an.

Entzündungen lassen sich in akut und chronisch unterteilen. Akute Entzündungen entstehen aufgrund eines konkreten Auslösers. Es handelt sich dabei um eine selbstbegrenzende Reaktion, die von alleine endet, wenn sie erfolgreich war. Sie beschränkt sich auf das betroffene Gewebe und den Auslöser und bekämpft das Problem effektiv binnen zwei bis drei Wochen. Übrig bleibt verheiltes oder vernarbtes Gewebe. Chronische Entzündungen sind lang andauernd, aber nicht so intensiv. Oft sind gleichzeitig verschiedene Körperstellen betroffen. Sie sind nicht selbstbegrenzend, was bedeutet, dass die Entzündungsreaktion nur durch die passende Behandlung beendet werden kann. Chronische Entzündungen entstehen oft aus akuten Entzündungen, die nicht ausreichend bekämpft werden konnten, oder als Autoimmunantwort.

Schmerzen, die mit den Entzündungen einhergehen, gehören zu den unangenehmsten Gefühlen, die wir verspüren können. Schmerzen reichen auf einer Skala von leichtem Schmerz über drückend, kribbelnd, stechend, brennend, scharf wie Messerstiche bis hin zu pochend. Der Schmerz kann konstant bleiben oder regelmäßig wiederkehren. An einer Stelle auftreten oder im gesamten Körper. Er kann auf eine Stelle begrenzt bleiben oder ausstrahlen. Wie Sie sehen, sind Schmerzen ziemlich vielseitig. Diese Vielseitigkeit kann bei der Diagnosestellung überaus hilfreich sein. Schmerzen haben auch eine sehr wichtige Funktion, ohne die wir nicht überleben könnten. Sie sind ein Warnsignal unseres Nervensystems, dass im

Körper irgendetwas nicht stimmt und wir dort genauer hinsehen sollten.

Auch bei Schmerzen unterscheidet man akute und chronische. Akute Schmerzen treten plötzlich auf, zum Beispiel bei einer Verletzung. Wenn wir uns verletzen, setzt der Körper eine Entzündungsreaktion in Gang. Chronische Schmerzen sind lang anhaltend, manchmal sogar ein ganzes Leben lang, und können von Entzündungszeichen begleitet werden, die mitunter ernste Komplikationen mit sich bringen.

Es gibt viele Auslöser für Schmerzen, und Stress kann sie noch verschlimmern. Aus eigener Erfahrung weiß ich, dass es alles andere als leicht ist, ruhig zu bleiben, wenn man vor lauter Schmerzen gar nicht weiß, wo hinten und vorne ist. Gern nutze ich dann die unten aufgeführten Akupressurpunkte und Öle gemeinsam mit entspannender Musik. Akupressur kann die Schmerzweiterleitung blockieren und Endorphine ausschütten. Diese wiederum erhöhen die Zufuhr von Blut und Sauerstoff in die betroffene Region, mindern das Schmerzempfinden und sorgen für euphorische Gefühle. Viele ätherische Öle wirken krampflösend, entspannend, nervenstärkend, antihistaminisch und lindern so Schmerzen und Entzündungen.

Natürliche Heilmittel gegen Entzündungen und Schmerzen können äußerst nützlich sein, da sie die Selbstheilungskräfte des Körpers aktivieren. Bei chronischen Krankheiten und/oder Entzündungen ist es wichtig, eine strenge Diät einzuhalten, damit die chronische Entzündung gestoppt wird, der Körper wieder ins Gleichgewicht kommt und bei akuten Entzündungen wieder angemessen reagieren kann. Gesunde Ernährung ist ebenfalls wichtig, damit Zellen und Gewebe die Nährstoffe bekommen, die sie brauchen, um chronische Entzündungen und Schmerzen zu bekämpfen. Gesunde Zellen und gesundes Gewebe reagieren schnell auf den starken Einfluss von reinen ätherischen Ölen.

Aroma-Akupressur bei Schmerzen und Entzündungen

Nutzen Sie so viele Punkte und Öle, wie Sie brauchen. Es müssen nicht alle der hier erwähnten sein. Bleiben Sie bei den Druckpunkten, die sich gut anfühlen, und dem Öl, das Sie vorrätig haben. Die einzelnen Öle und Punkte sind paarweise oder in Gruppen aufgeführt. Jedes Öl sorgt für eine bestimmte Wirkung, die vom Druckpunkt unterstützt wird. Die Öle passen nur zu dem jeweils angegebenen Druckpunkt. Nicht jedes Öl einer Gruppe wirkt auf jedem Punkt gleich gut.

Öle

Wintergrün: Natürliches Schmerzmittel. Entspannt die Muskeln (Nur verdünnt anwenden!).

Weihrauch: Unterstützt den Blutfluss und lindert Entzündungen.

Fichte: Hilft bei allen Arten von Schmerzen, Schwellungen und Steifheit. Antientzündlich und krampflösend.

Majoran: Wirkt gegen Muskelkrämpfe und Unwohlsein.

Druckpunkte

GB 20: Lindert Verspannungen in Kopf, Nacken und Schultern.

DI 4: Hilft generell bei Schmerzen. (Nicht in der Schwangerschaft drücken!)

GB 34: Hilft bei Schmerzen in den Beinen und im unteren Rücken.

Ashi-Punkte: Auch Triggerpunkte genannt. Bei Berührung und Druck empfindlich bis schmerzhaft.

Öl

Kurkuma: Lindert Entzündungen, für gesunde Muskeln und Nervengewebe.

Druckpunkte

MA 36: Stärkt den ganzen Körper, hilft bei Schmerzen im Knie und bei Verdauungsschmerzen.

LE 3: Hilft bei Gelenkschmerzen.

Ashi-Punkte: Auch Triggerpunkte genannt. Bei Berührung und Druck empfindlich bis schmerzhaft.

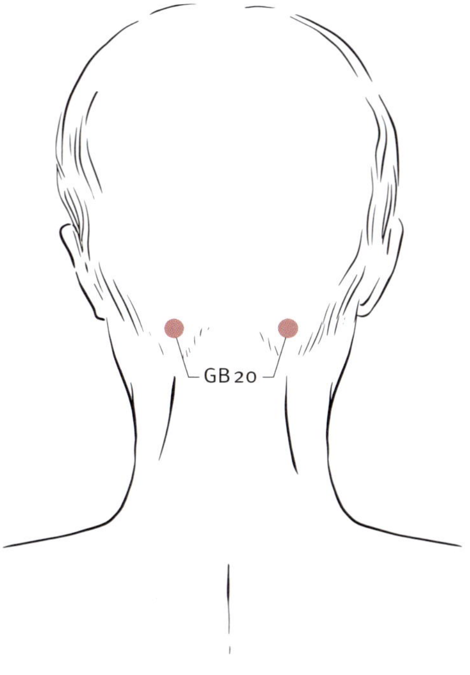

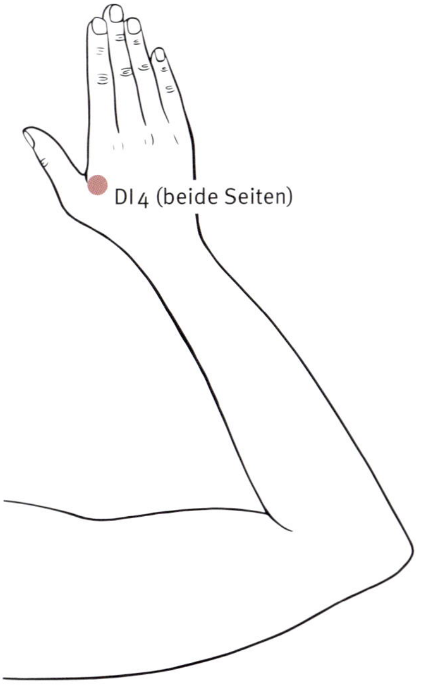

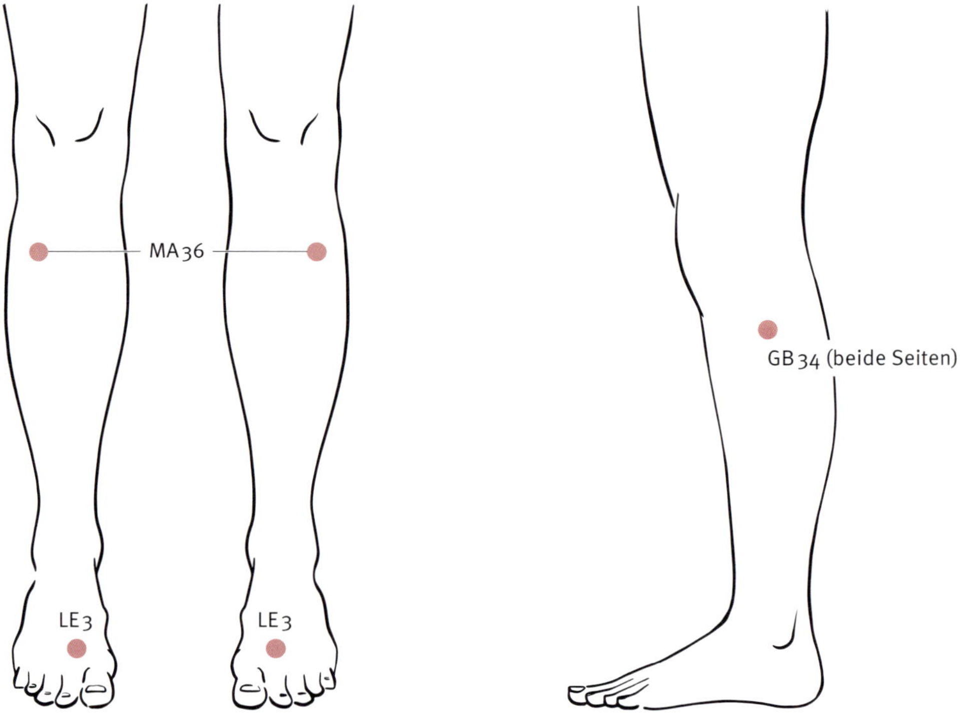
MA 36
LE 3
LE 3
GB 34 (beide Seiten)

Reisekrankheit

So schön Reisen sind, können sie doch bei einigen Menschen Probleme auslösen. Wenn man nämlich mit dem Auto, dem Flugzeug oder mit dem Schiff auf hoher See reist.

Ich liebe Reisen! Mit dem Flugzeug, der Bahn oder dem Auto – ich bin für alles zu haben. Seitdem ich mich im Bereich Akupunktur, Akupressur und Aromatherapie weitergebildet habe, sind diese drei meine zuverlässigen Reisebegleiter. Und sie haben mich noch nie im Stich gelassen.

Kürzlich saß ich im Flieger nach Reno, Arizona, auf dem Weg zu einer Konferenz zum Thema Wellness. Etwa zwanzig Minuten vor der Landung informierte uns der Pilot, dass es aufgrund des Wetters zu Turbulenzen und deshalb einer verspäteten Ankunft kommen werde. Was nichts anderes hieß, als dass das Flugzeug einige Zeit in diesen Turbulenzen im Kreis fliegen musste, bis das Wetter wieder besser wurde und wir landen konnten.

Nach der dritten Runde wurde mir schlecht. Ich sah mich um, ob es anderen Passagieren ähnlich ging. Beim Anblick der blassen Gesichter und glasigen Augen hinter und neben mir, wusste ich, ich war nicht allein. Ich holte mein Himalaya-Minzöl aus der Tasche, eine Minzart, die ich milder und beruhigender als Pfefferminze finde. Mir war bewusst, dass ich auch ein paar nicht so nette Worte meiner Mitreisenden riskierte, aber ich hielt diese Übelkeit nicht mehr aus. Ich atmete den Duft ein und drückte den Punkt PE 6 unterhalb meines Handgelenks. Als es mir besser ging, bemerkte ich, dass einige Passagiere mich beobachteten, andere schnupperten, um herauszufinden, woher der Duft kam. Das Paar vor mir drehte sich um und fragte mich, welcher Duft das wäre. Ich antwortete, bot ihnen einige Tropfen an und erklärte ihnen, wie sie sie anwenden sollten. Nach wenigen Minuten drehte sich die Frau um und sagte: »Mir geht es schon viel besser. Vielen Dank!« Dann sah mich die Frau an, die neben mir saß und bislang versucht hatte, mich zu ignorieren. Überschwänglich bot ich auch ihr etwas Öl an, das sie dankend annahm. Der Rest der Reise war gut auszuhalten. Auch wenn die meisten Passagiere das Öl nicht direkt angewendet, sondern nur einen Hauch davon eingeatmet hatten, schienen alle viel entspannter zu sein.

Trotzdem rate ich davon ab, im Flugzeug einfach irgendwelche Fläschchen aufzumachen. Es gibt Menschen, die sehr sensibel auf Düfte reagieren. Der Trick ist, das Öl entweder schon aufzutragen, bevor Sie ins Flugzeug steigen, etwas Öl auf einen Wattebausch zu geben oder aber spezielle Armbänder für ätherische Öle zu nutzen, die den Duft lange speichern. Sie könnten aber auch ihre eigenen »Dufttücher« herstellen und sie im Fall der Fälle aus der Tasche zaubern.

Hier kommen noch ein paar weitere Tipps, die Ihnen das Reisen leichter machen sollen.

Flugreisen: Bewahren Sie Ihre Öle in einer eigenen Tüte auf (ich nehme Zip-Beutel), damit sie auslaufsicher verpackt sind. Meiner Meinung nach eignen sich Roll-ons am besten. Ich empfehle Lavendel, Pfefferminze, Bergamotte, Lemongrass, Majoran und Teebaumöl für die Reiseapotheke. Außerdem mag ich persönlich auch Weihrauch und eine Duftmischung zur Steigerung der Abwehrkräfte wie »On Guard« von DoTerra oder »Thieves« von Young Living. Und denken Sie daran, ätherische Öle nie unverdünnt auf der Haut aufzutragen, sondern sie immer mit einem Trägeröl zu vermischen.

Autoreisen: Ich empfehle dieselben Öle wie bei Flugreisen. Für mich persönlich habe ich herausgefunden, dass Pfefferminze mich wunderbar wach hält. Ich gebe sogar etwas Öl auf einen Wattebausch und lege ihn vorn auf die Lüftung, damit das Öl im ganzen Wagen verdampft wird. Auch Wildorange eignet sich bestens. Es wirkt belebend und stärkend, wie auch Orangenschale.

Beim Reisen ist eine gute Planung alles. Probieren Sie die Druckpunkte und Öle schon im Vorfeld aus, um herauszufinden, auf welche Sie am besten reagieren. Wenn es dann so weit ist, gewinnen Sie schnell die Oberhand.

Aroma-Akupressur bei Reisekrankheit

Nutzen Sie so viele Punkte und Öle, wie Sie brauchen. Es müssen nicht alle der hier erwähnten sein. Bleiben Sie bei den Druckpunkten, die sich gut anfühlen, und dem Öl, das Sie vorrätig haben. Die einzelnen Öle und Punkte sind paarweise oder in Gruppen aufgeführt. Jedes Öl sorgt für eine bestimmte Wirkung, die vom Druckpunkt unterstützt wird. Die Öle passen nur zu dem jeweils angegebenen Druckpunkt. Nicht jedes Öl einer Gruppe wirkt auf jedem Punkt gleich gut.

Öl
Bergamotte: Lindert Anspannung, Gelenkschmerzen, Muskelkrämpfe, Husten und Schlafprobleme.

Druckpunkt
Shen Men: Dieser Punkt am Ohr wirkt bei Sorgen und Angst und reguliert das sympathische Nervensystem.

Öl
Lavendel: Hilft bei Stress, Sonnenbrand, Allergien, Schnittwunden, Kopfschmerzen und fördert den Schlaf.

Druckpunkte
PE 6: Lindert Übelkeit und Nervosität.

GB 20: Lindert Verspannungen im Nacken.

MA 36: Hilft bei Müdigkeit und stärkt den Körper.

Öl

Majoran: Hilft bei Arthritis, Muskelkrämpfen, Problemen mit der Bauchspeicheldrüse, Lippenherpes, Kopfschmerzen und Verstopfung. Majoran kann auch auf allen verspannten Körperstellen angewendet werden.

Druckpunkt

GB 21: Lindert Verspannungen im Schulterbereich. (Möglichst nicht in der Schwangerschaft anwenden.)

Öl

Pfefferminze: Lindert Übelkeit und regt das Gehirn an.

Druckpunkte

GB 20: Klärt den Geist und lindert Verspannungen.

MA 36: Hilft bei Müdigkeit und stärkt den Körper.

Öl

Wildorange: Unterstützt den Schlaf, hilft bei Sodbrennen, Erkältung, Angst und Konzentrationsschwäche.

Druckpunkt

GB 20: Klärt den Geist und lindert Verspannungen.

Öl

Wintergrün: Lindert Entzündungen und Schmerzen. (Nur verdünnt anwenden!) Geben Sie etwas Öl verdünnt auf die verspannten oder schmerzenden Stellen. Nicht im Gesicht oder auf anderen empfindlichen Stellen anwenden.

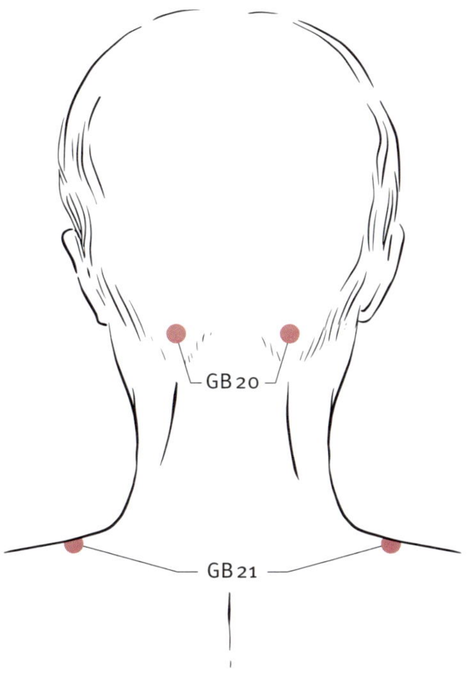

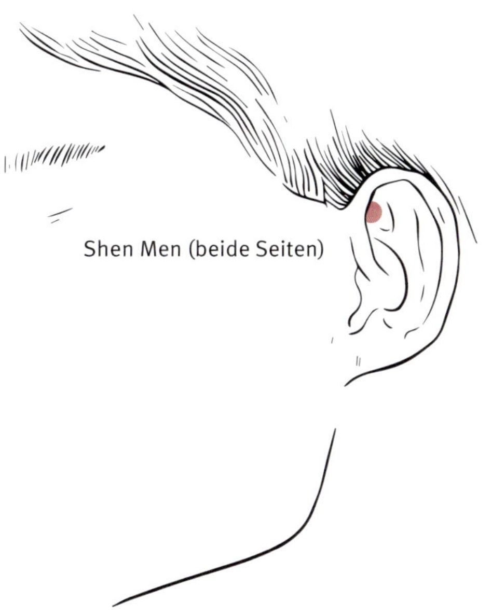

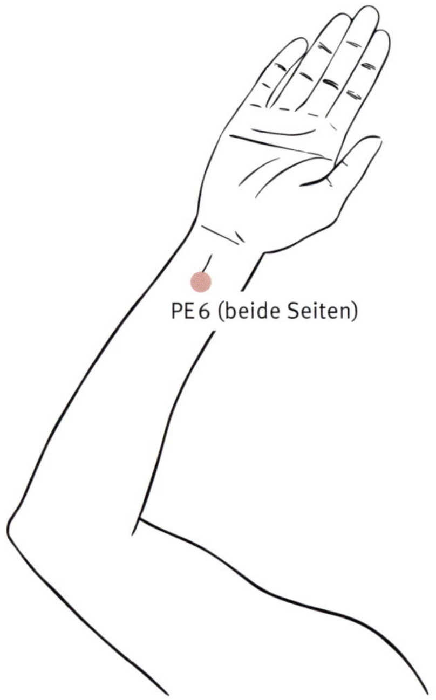
PE 6 (beide Seiten)

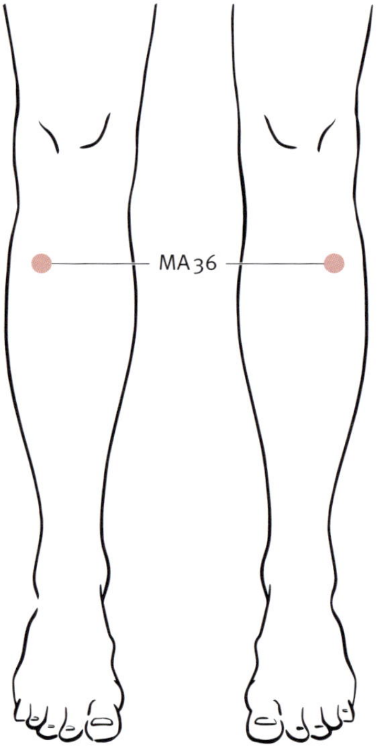
MA 36

Zahnschmerzen

Auch die Natur hat einige Mittel gegen Zahnschmerzen oder Beschwerden im Kieferbereich zu bieten. Es lohnt sich, diese Methoden vor dem Arztbesuch auszuprobieren.

Für Zahnschmerzen gibt es zahlreiche Ursachen. Häufig sind Karies oder defekte Füllungen der Auslöser. Nächtliches Knirschen oder Zähnezusammenbeißen können Kiefer- und Nackenschmerzen auslösen und ebenfalls die Zähne schwächen oder beschädigen. Zahnschmerzen durch Karies oder ein Abszess am Zahn können kurzfristig durch Aroma-Akupressur gelindert werden, indem Druck, einige Bakterien und Entzündungsanzeichen verringert werden.

Meine Mutter

» *Solange ich denken kann, hat meine Mutter schon mit ihren Zähnen zu kämpfen. Als sie mich letztes Jahr in den Weihnachtsferien besuchte, hatte sie einen schmerzhaften Zahnabszess, der einfach nicht heilen wollte. Es war Heiligabend und sie hatte vor, noch zwei Tage zu bleiben. Was hieß, dass sie erst in drei oder vier Tagen zu ihrem Zahnarzt gehen konnte.*

Mir kam sofort der Gedanke, meine Mutter mit Aroma-Akupressur zusätzlich zu ihren antibakteriellen Mitteln, die sie dabeihatte, zu behandeln. Aber meine Mutter war recht misstrauisch und wollte lieber in die Notaufnahme, um sich Antibiotika verschreiben zu lassen und sicherzugehen, dass keine Komplikationen auftreten. Aufgrund der Infektion stimmte ich ihr zu. Auch wenn Antibiotika nicht meine erste Wahl sind (wegen der Nebenwirkungen, zum Beispiel der Zerstörung der Darmflora), bin ich doch der Meinung, dass sie uns von Nutzen sein können, und bin froh, im Fall der Fälle darauf zurückgreifen zu können.

Neben den Zahnschmerzen sorgte sich meine Mutter auch immer mehr. Ich spürte, dass ihre Schmerzen und ihre Angst sich weiter hochschaukeln und in einer kleinen Familienkatastrophe enden würden. Ich wollte doch nur ein gemütliches Weihnachtsfest verbringen – ihr und der ganzen Familie zuliebe!

Schließlich gab sie dem Nelkenöl eine Chance und tupfte es auf ihr Zahnfleisch. Ich habe es zunächst verdünnt, da es sonst brennen kann. Danach drückte ich rund um ihren Mund verschiedene Akupressurpunkte. Auf den Punkten und an ihrer Fußsohle nutzte ich Lemongrass. Danach ließ ich sie ihr Zahnfleisch noch mit Myrrhe betupfen. Nelke und Myrrhe wirken wunderbar beruhigend auf verletztem Zahnfleisch, Lemongrass wiederum lindert Schmerzen. Außerdem bringt es uns emotional wieder ins Gleichgewicht und wirkt stimmungsaufhellend. Es dauerte nur zwanzig Minuten, bis es meiner Mutter besser ging. Die Schmerzen waren weniger geworden, sie konnte wieder lachen und die Feiertage so richtig genießen. Sogar Essen klappte wieder, und sie ließ sich das Weihnachtsmenü schmecken.

Als Mom dann endlich beim Zahnarzt war, war dieser überrascht, wie gut es ihr trotz ihrer Lage ging. Und noch wichtiger: Er stellte fest, dass die Infektion gar nicht so schlimm war und nicht auf andere Bereiche ausgestrahlt hatte, was eigentlich zu erwarten gewesen wäre. Sie brauchte eine Wurzelbehandlung und ein Antibiotikum. Für die Nachbehandlung nutzte sie weiterhin Aroma-Akupressur. Mom war begeistert. Sie fand es toll, dass sie mit den Ölen und ihren Fingern so leicht für Linderung sorgen konnte. Und ich war begeistert, weil ich meiner Mutter hatte helfen können, sodass sie schließlich ein Verfechter von Aroma-Akupressur geworden ist. Juchhu! «

Die folgenden Akupressurpunkte und Öle können auch bei Ihnen für schnelle Linderung sorgen. Sie müssen nicht alle Punkte drücken. Ein oder zwei können schon reichen. Aber wenn es nicht besser wird, suchen Sie unbedingt einen Zahnarzt auf. Zahnprobleme können sich auf andere Bereiche Ihres Körpers auswirken, zum Beispiel auch auf Gehirn und Herz.

Aroma-Akupressur bei Zahnschmerzen

Nutzen Sie so viele Punkte und Öle, wie Sie brauchen. Es müssen nicht alle der hier erwähnten sein. Bleiben Sie bei den Druckpunkten, die sich gut anfühlen, und dem Öl, das Sie vorrätig haben. Die einzelnen Öle und Punkte sind paarweise oder in Gruppen aufgeführt. Jedes Öl sorgt für eine bestimmte Wirkung, die vom Druckpunkt unterstützt wird. Die Öle passen nur zu dem jeweils angegebenen Druckpunkt. Nicht jedes Öl einer Gruppe wirkt auf jedem Punkt gleich gut.

Öle

Nelke: Kann Zahnschmerzen und Entzündungen lindern. (Nur verdünnt anwenden!)

Majoran: Wirkt antibakteriell und krampflösend.

Druckpunkt Wenden Sie das Öl direkt auf der betroffenen Stelle im Mund an.

Öle

Lemongrass: Lindert Muskelkrämpfe und Unwohlsein. Stimmungsaufhellend (Nur verdünnt anwenden!).

Majoran: Antibakteriell und krampflösend. Lemongrass kann einzeln auf der betroffenen Stelle angewendet werden oder gemeinsam mit Majoran.

Druckpunkte

MA 6: Lindert Zahnschmerzen und generell Schmerzen.

MA 7: Lindert Zuckungen im Gesicht und Zahnschmerzen.

3E 17: Lindert Beschwerden an Kiefer und Zähnen und gleicht beim Fliegen den Unterdruck auf den Ohren aus.

DI 4: Hilft allgemein gegen Schmerzen.

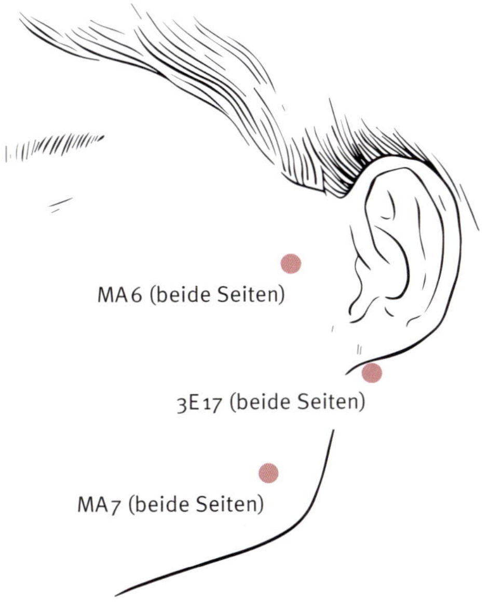

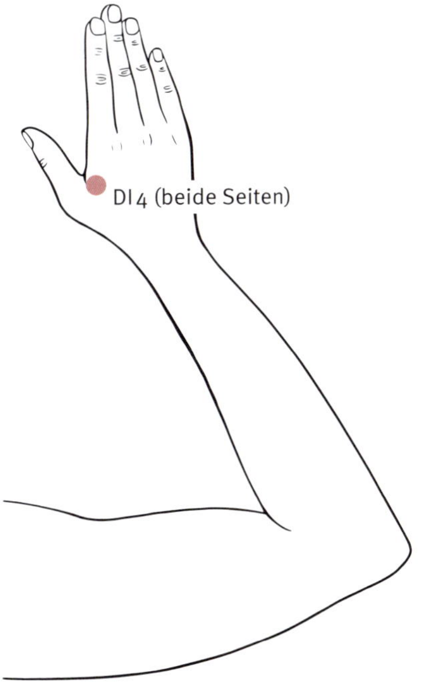

Frauengesundheit

Unter das Thema Frauengesundheit fallen zahlreiche Befindlichkeiten und Beschwerdebilder, die man auch natürlich angehen kann.

Prämenstruelles Syndrom, Dysmenorrhö (schmerzhafte Periodenblutung), Zyklusunregelmäßigkeiten, vaginale Infektionen (Scheidenpilz) und entzündliche Erkrankungen der Geschlechtsorgane sind die häufigsten Beschwerdebilder, die dabei zu nennen sind.

In diesem Kapitel geht es um PMS, Zyklusunregelmäßigkeiten und die Wechseljahre. Scheidenpilz und Pilzerkrankungen finden Sie im Kapitel »Pilzinfektionen« (Seite 124). Erkrankungen der Geschlechtsorgane liegen außerhalb des Themengebietes dieses Buches.

Prämenstruelles Syndrom

Das prämenstruelle Syndrom, umgangssprachlich als PMS abgekürzt, umfasst verschiedene körperliche und seelische Störungen oder Symptome, die nach dem Eisprung und in der Regel ein bis zwei Wochen vor der Menstruationsblutung eintreten können. Nicht nur Gefühlswelt und Verhalten der betroffenen Frauen werden davon beeinflusst, sondern auch ihre körperliche Verfassung, denn es kann zu Akne, empfindlichen Brüsten, Appetitverlust und Müdigkeit kommen, aber auch zu seelischen Beschwerden wie Depression, Weinattacken und Stimmungsschwankungen. PMS kommt häufig vor. Über 80 Prozent der Frauen im gebärfähigen Alter sind weltweit davon betroffen. Die Symptome setzen meist sechs bis zwölf Tage vor der Menstruation ein und verschwinden, sobald die Blutung einsetzt. Nach klinischen Schätzungen variiert PMS je nach Schwere der Symptome und ist bei Frauen über 40 ausgeprägter. Auch wenn die genaue Ursache von PMS noch nicht bekannt ist, gehen Wissenschaftler und Ärzte davon aus, dass es mit den veränderten Serotonin- und Sexualhormonspiegeln zu Beginn eines Zyklus zu tun hat.

Die schwerere Form des PMS, die prämenstruelle dysphorische Störung (PMDS), betrifft nur sehr wenige Frauen. Die Symptome sind ähnlich wie beim PMS, aber in ihrer Schwere schlimmer und sie beeinträchtigen die Betroffenen mehr: Müdigkeit, Angst, Depression, Schlafprobleme, Kopfschmerzen und das Gefühl, nicht mehr man selbst zu sein.

Die Symptome bei PMS können unterschiedlich ausgeprägt sein, je nach Dauer und Schwere. Etliche Symptome werden mit PMS in Verbindung gebracht, am häufigsten solche, die die Stimmung betreffen: Besorgnis, Depression, Gefühlsausbrüche, Traurigkeit, Wut und andere Empfindsamkeiten. Manche Frauen erleben ausgeprägte Stimmungsschwankungen, andere sind sehr reizbar. Die körperlichen Symptome können durch Spannungen im Beckenboden, Entzündungen und Schwellungen der Gebärmutter, einen verkürzten Gebärmutterhals und ein hormonelles Ungleichgewicht ausgelöst werden und schlagen sich nieder in empfindlichen Brüsten, Müdigkeit, Heißhungerattacken, Akne, Essensgelüsten, Verstopfung, Gewichtszunahme, Unterleibsschmerzen, Wassereinlagerungen und einem aufgeblähten Bauch.

Es ist schwierig, die Risikofaktoren herauszufiltern, da die Ursachen und Auslöser des PMS weiterhin ein Rätsel sind. Wissenschaftler sind der Meinung, dass eine Verbindung zwischen PMS und dem Zusammenspiel von chemischen Botenstoffen und dem Spiegel der Sexualhormone besteht. Es gibt keinen Hinweis auf einen Zusammenhang zwischen PMS und Psyche, und es kommt auch nicht nur bei bestimmten Persönlichkeitstypen vor. In meiner eigenen Arbeit ist mir aber aufgefallen, dass die ganzen unangenehmen Gefühle, die mit PMS einhergehen, häufig mit unverarbeiteten Gefühlen und einer ungünstigen Ernährung zusammenhängen. Diese Gefühle lassen sich während der PMS-Zeit nicht so leicht beiseiteschieben, denn der Körper muss sie freilassen, um selbst im Gleichgewicht zu bleiben. Und wann könnte man etwas besser loslassen als während der Monatsblutung? Wenn Sie einen gesunden Weg finden, mit diesen Gefühlswallungen umzugehen, kommen Sie einen großen Schritt voran in der Bekämpfung von negativem Stress, schlimmen Schmerzen und einem aufgeblähten Bauch.

Die tägliche Anwendung von Aroma-Akupressur ist hilfreich bei der Behandlung von Anspannungen im Beckenboden wie Krämpfen, lindert die Beschwerden während der Menstruation, reguliert den Hormonhaushalt, wirkt bei psychischen Beschwerden, unterstützt den Kreislauf, lindert den aufgeblähten Bauch und hilft Ihnen generell dabei, die Kontrolle über Ihre eigene Gesundheit zu behalten. Außerdem helfen einige Veränderungen in Ihrem Lebensstil: mehr Bewegung, weniger Zucker, Alkohol, Koffein und Salz. Diese kleinen Veränderungen können einen gewaltigen Unterschied bei den PM-Symptomen machen. Auch die Einnahme von Kalzium und Magnesium kann die Symptome mildern, ebenso wie Kamillentee, frischer Ingwertee und eine Wärmflasche.

In der chinesischen Medizin geht man davon aus, dass es zum PMS kommt, wenn der Körper Schwierigkeiten hat, mit dem Stress umzugehen, der durch einen Blutverlust ausgelöst wird. Die Symptome können vielfältig sein: Dünnhäutigkeit, Kopfschmerzen, Durchfall, Unruhe, Schlafprobleme, Schmerzen und Schwindel. Art und Schwere der Symptome hängen davon ab, wie gut der Körper mit dem Blutverlust umgehen kann. Die Milz ist für die Blutbildung zuständig, der Körper verlangt nach mehr Nahrung, um neues Blut zu bilden. Sie können also gar nichts dafür, dass Sie vor Ihrer Periode so einen Heißhunger haben!

Außerdem wirkt sich der Blutverlust auch auf die Leber aus, die in der chinesischen Medizin als »Frauenorgan« gilt, weil dort Blut gelagert wird und die Leber für die Menstruation zuständig ist. Wut, Frust, Anspannung und Sorgen wirken sich auf die Leber aus, die auch für die Emotionen zuständig ist. Die Leber unterstützt das Fließen des Qi durch den Körper. Psychischer Stress blockiert die Meridiane und bringt das Organ aus dem Gleichgewicht.

Catherine

» *Catherine, eine Singer-Songwriterin, litt seit Jahren Monat für Monat an schlimmem PMS. Die Schmerzen im unteren Rücken schränkten sie enorm ein. Sie fühlte sich sehr aufgebläht, konnte nur noch verschwommen sehen und ihre Gefühle fuhren Achterbahn, von Wut bis Traurigkeit. Auch wenn ihre Musik ihr bei diesem Gefühlschaos half, merkte sie, dass sie mit den Gefühlen nicht wirklich umgehen oder sie lösen konnte. Und obendrein war sie auch noch ein Schleckermäulchen und verputzte während ihrer Periode ein bis zwei Becher Eis täglich. In der ersten Sitzung sprachen wir über ihren Lebensstil und wie dieser direkten Einfluss auf die Schwere ihres PMS hatte. Ihr war nicht bewusst, dass Zucker so einen schlechten Einfluss hatte. Ich empfahl ihr, den Zuckerkonsum zu reduzieren, und nannte ihr Akupressurpunkte und ätherische Öle, die sie dreimal täglich anwenden sollte. Sie war skeptisch, wie sie so viel Zeit finden und wie solche Kleinigkeiten ihr helfen sollten. Aber ich beharrte darauf. Sie nahm die Liste mit den Druckpunkten und Ölen mit nach Hause und legte los.*

Ich war ziemlich überrascht, dass Catherine tatsächlich zur nächsten Sitzung kam, da sie ja so skeptisch gewesen war. Sie erzählte, dass sie meine Tipps befolgt hätte, wenn auch nicht so häufig wie empfohlen, und dass sie sich bemühte, weniger Zucker zu sich zu nehmen (auch dafür hatte ich ihr eine Kombination aus Akupressurpunkt und Öl genannt). Sie sagte, ihr PMS sei etwas besser und sie optimistischer geworden. Aber nachdem der Zyklus vorbei war, war sie sich nicht sicher, ob es tatsächlich etwas gebracht hatte. Ich empfahl ihr, einen weiteren Monat lang täglich – wenigstens abends vor dem Schlafengehen – mit den Druckpunkten und Ölen zu arbeiten. Einen Monat später berichtete sie, dass ihr PMS deutlich besser geworden sei und ihre Schmerzen im unteren Rücken zwar nicht weg, aber erträglich geworden wären. Ihre Stimmungsschwankungen hielten sich ebenfalls in Grenzen. Ihr war klar geworden, dass sie als Kind nie wirklich entspannen konnte, da ihre Mutter eine bipolare Störung hatte und sich ihre Stimmungen auf sie niederschlugen. Jetzt hatte sie ein Werkzeug, um sich binnen kurzer Zeit zu entspannen und nicht alles so schwarzzusehen. Sie meinte, dass es sich so anfühlte, als könnte sie ein halbwegs normaler Mensch sein und aus der

Gefühlsachterbahn einfach aussteigen. Auch ihr Heißhunger auf Süßes war nicht mehr so schlimm, und sie aß nur noch wenig Eis pro Tag. Jeder noch so kleine Schritt in die richtige Richtung zählt!

Unregelmäßiger Zyklus

Unregelmäßige Zyklen sind immer für eine Überraschung gut – manchmal kommt die Periode zu früh, manchmal zu spät. Dazu kommt es, wenn der Hormonspiegel ins Ungleichgewicht geraten ist. Für Menstruation und Zyklus sind der Hypothalamus, die Hypophyse und die Eierstöcke zuständig. Man bezeichnet es auch als HPA-Achse (Hypothalamus-Hypophysen-Nebennierenrinden-Achse). Kommt die Periode verspätet, könnte es sein, dass kein Eisprung stattgefunden hat, aber die Gebärmutterschleimhaut sich verdickt hat. Dadurch fällt die Blutung meist stärker aus. Zu einer kurzen Menstruation oder Zwischenblutungen kann es kommen, wenn der Hormonspiegel zu niedrig ist und die Gebärmutterschleimhaut nicht genügend wachsen kann.

Ein unregelmäßiger Zyklus liegt in den Augen der chinesischen Medizin fast immer an einem Ungleichgewicht der Leber, in der das Blut gelagert wird, und der Nieren, wo das Jing sitzt. Das rhythmische Auf und Ab von Blut und Essenz sorgt für die Menstruation.[6]

Wie bereits erwähnt, sorgt Stress dafür, dass das Leber-Qi nicht frei fließen kann und es zu Blockaden im Körper kommt. Wer alles in sich hineinfrisst, kann einen großen inneren Druck aufbauen. Den meisten Druck muss die Leber aushalten.

Die Nieren sind auch für Fortpflanzung und Entwicklung zuständig. Die Gebärmutter und die Nieren sind über Lenkergefäß und Durchdringendes Gefäß (ein weiterer Meridian, der für Fortpflanzung und Vererbung steht) direkt miteinander verbunden. Hat eines der Organe oder Gefäße einen Mangel, kann es dazu führen, dass die Gebärmutter erschöpft und der Zyklus unregelmäßig wird. Ein Ungleichgewicht in Leber und/oder Nieren sorgt dafür, dass sie nicht effektiv arbeiten können, was ebenfalls zu einem unregelmäßigen Zyklus, aber auch zu schmerzhaften oder verspäteten Blutungen führen kann. Sind die Organe wieder gestärkt und können Blut und Qi frei fließen, spielen sich auch Menstruation und Zyklus wieder ein.

Bei den Nahrungsergänzungsmitteln sorgen Kalzium und Magnesium dafür, dass Nerven und Muskeln sich entspannen können. Eine Woche vor der Menstruation sinkt der Kalziumspiegel deutlich, was zu prämenstruellen Krämpfen führen kann, aber auch zu unregelmäßigen, schmerzhaften Blutungen und PMS beiträgt.

Die in diesem Kapitel aufgeführten Akupressurpunkte und ätherischen Öle öffnen die Meridiane, sodass das Qi wieder frei fließen kann. Wendet man sie auf dem unteren Rücken und im Kreuzbeinbereich an, wird der Blutfluss zu den Fortpflanzungsorganen, den Muskeln und dem Verdauungstrakt an-

[6] Sun Yongping: Menstrual Complaints and Abnormal Periods. Treat Abnormal Periods Naturally with 30 Years Clinic Experience. http://www.aacupunctureclinics.com/menstruation.html (Zugriff am 02.11.2018)

geregt. Sind alle drei entspannt, kann nicht nur das Qi fließen, sondern alles, auch Ihre Menstruationsblutung.

Wechseljahre

Ärzte definieren die Wechseljahre oder auch Menopause als »das Ende der Menstruation durch die nachlassende Funktion der Eierstöcke, wodurch auch gleichzeitig das Ende der Fruchtbarkeit erreicht ist.« Es handelt sich also nicht um eine Krankheit.

Es ist der normale Lauf der Dinge beim Älterwerden, wenn die Eierstöcke kein Östrogen mehr produzieren. Frauen kommen meist im Alter zwischen 45 und 60 Jahren in die Menopause, manchmal auch schon früher. Auch die operative Entfernung der Eierstöcke, egal aus welchem Grund, führt zur Menopause. Nach zwölf Monaten ohne Periode gilt die Menopause als abgeschlossen, die Frau ist dann in der Postmenopause. Mittels Blutuntersuchung kann festgestellt werden, ob sich eine Frau in den Wechseljahren befindet. Dafür misst man den Wert des follikelstimulierenden Hormons (FSH). Sinkt der Östrogenspiegel, produziert die Hypophyse FSH. Ein hoher FSH-Wert kann auf die Menopause hindeuten. Durch Blut- und Urintests lässt sich auch feststellen, ob eine Frau noch einen Eisprung hat.

Achtung!

Jede Frau ist anders und kann eins, mehrere oder auch keins der genannten Symptome haben.

Mit den Wechseljahren wird der Zyklus meist unregelmäßig, die Zykluslänge ist verkürzt oder verlängert. Weitere Symptome sind:

- Gelenkschmerzen
- Anspannung und Unruhe
- Konzentrationsschwäche
- Hitzewallungen
- Depression
- Gedächtnisschwäche
- Nachtschweiß
- häufiger Harndrang
- Scheidentrockenheit
- Kopfschmerzen
- Knochenabbau
- verminderte Libido
- Schwindel
- Schlafprobleme
- starke Stimmungsschwankungen

In der chinesischen Medizin sieht man die Ursache der Symptome darin, dass bestimmte Meridiane während der Wechseljahre schwächer werden und es im Körper zum Ungleichgewicht kommt. Die TCM sieht die Menopause nicht als ein bestimmtes Syndrom an, sondern behandelt die konkret auftretenden Beschwerden bei jeder Patientin individuell. Werden zehn Frauen mit Hitzewallungen und Nachtschweiß nach den Ansätzen der TCM behandelt, erhält sehr wahrscheinlich jede eine andere, auf sie abgestimmte Behandlung.

Akupunktur und Naturheilkunde unterstützen den Körper bestens, mit den körperlichen Veränderungen während der Wechseljahre zurechtzukommen. Beschwerden können gelindert und das Gleichgewicht im ganzen Körper wiederhergestellt werden.

Wenn Sie keine Akupunktursitzungen wahrnehmen – oder auch wenn Sie das tun–, kann Aroma-Akupressur äußerst hilfreich sein. Die tägliche Anwendung über einen längeren Zeitraum unterstützt das endokrine System, Körper und Hormone auf sanfte Art ins Gleichgewicht zu bringen. Sanfte Methoden brauchen etwas länger, um zu wirken, aber Akupressur und Aromatherapie gemeinsam wirken etwas schneller – ohne Nebenwirkungen, wie man sie von Medikamenten kennt. Es ist immer ratsam, auch mit dem behandelnden Arzt zu besprechen, wie Sie Ihren Alltag und Lebensstil positiv verändern können.

Aroma-Akupressur bei Frauenbeschwerden

Nutzen Sie so viele Punkte und Öle, wie Sie brauchen. Es müssen nicht alle der hier erwähnten sein. Bleiben Sie bei den Druckpunkten, die sich gut anfühlen, und dem Öl, das Sie vorrätig haben. Die einzelnen Öle und Punkte sind paarweise oder in Gruppen aufgeführt. Jedes Öl sorgt für eine bestimmte Wirkung, die vom Druckpunkt unterstützt wird. Die Öle passen nur zu dem jeweils angegebenen Druckpunkt. Nicht jedes Öl einer Gruppe wirkt auf jedem Punkt gleich gut.

Öle

Muskatellersalbei: Hilft auf natürliche Weise, die Hormone ins Gleichgewicht zu bringen.

Zypresse: Verbessert den Blutkreislauf und lindert Krämpfe.

Pfefferminze: Lindert Schmerzen und wirkt stimmungsaufhellend (kann auch in Form einer warmen Kompresse auf dem Unterleib angewendet werden).

Druckpunkte

Kreuzbeinbereich: Wenden Sie hier Zypresse und Muskatellersalbei zusammen an.

MP 6: Harmonisiert die Fortpflanzungsorgane.

MP 8: Lindert Schmerzen.

MP 10: Hilft bei schmerzhafter Blutung und unregelmäßigem Zyklus.

Öle

Ingwer: Unterstützt eine gesunde Menstruation und lindert Krämpfe.

Geranie: Unterstützt das Hormonsystem und die emotionale Ausgeglichenheit.

Muskatellersalbei: Hilft auf natürliche Weise, die Hormone ins Gleichgewicht zu bringen.

Druckpunkte

KG 4: Lindert Schmerzen in der Gebärmutter und Krämpfe.

KG 6: Tonisiert den gesamten Körper und bringt das Qi zum Fließen.

Öle

Geranie: Unterstützt das Hormonsystem und die emotionale Ausgeglichenheit. Lindert Heißhungerattacken auf Süßes.

Grapefruit: Mindert das Hungergefühl.

Druckpunkte

MP 4: Bringt das Qi in der Gebärmutter zum Fließen.

Fußgewölbe: Diese Körperstelle steht mit verschiedenen Organen in Verbindung und nimmt Öle gut auf.

Öle

Muskatellersalbei: Lindert nervöse und psychische Anspannungen, Panik und Depression.

Geranie: Reguliert das Hormonsystem. Wirkt bei Frauen stärkend. Reguliert die Nebennierenfunktion und den Blutzucker.

Druckpunkte

KG 6: Verbessert das Qi im gesamten Körper.

BL 23: Stärkt Nieren und Nebennieren.

BL 47: Stärkt Nieren und Nebennieren.

MP 6: Wirkt sich positiv auf Milz, Nieren, Leber und Gebärmutter aus.

NI 3: Wirkt sich positiv auf Nieren und Nebennieren aus.

NI 6: Wirkt kühlend bei großer Hitze, beruhigt die Emotionen und bringt die Körperflüssigkeiten wieder ins Gleichgewicht.

Öle

Lemongrass: Kann bei Hitzewallungen helfen (Nur verdünnt anwenden!).

Pfefferminze: Kühlt und wirkt stimmungsaufhellend.

Druckpunkte

GB 20: Lindert Kopfschmerzen, Bluthochdruck und wirkt gegen Hitzewallungen.

GB 21: Löst Verspannungen.

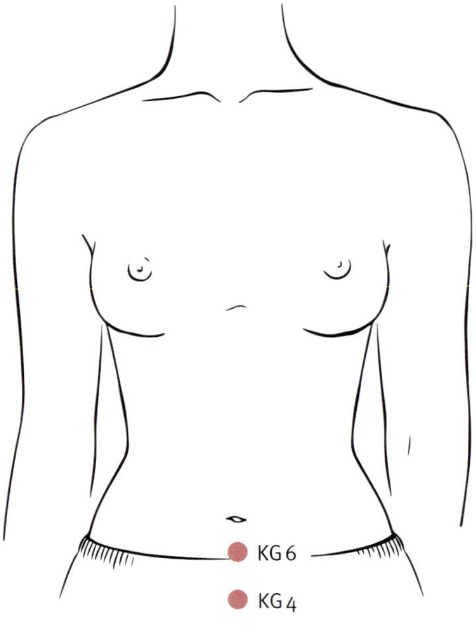

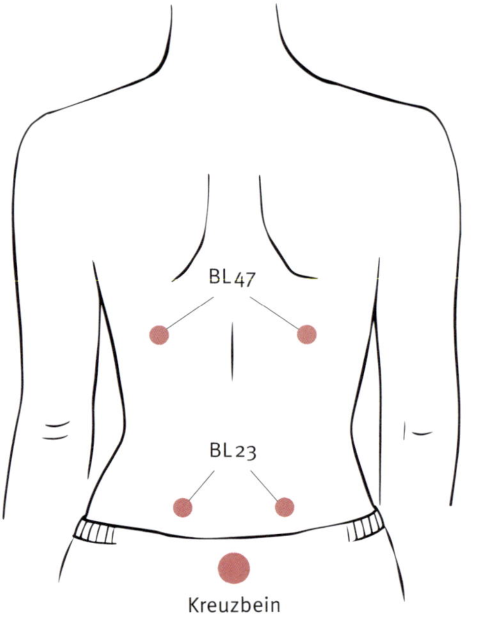

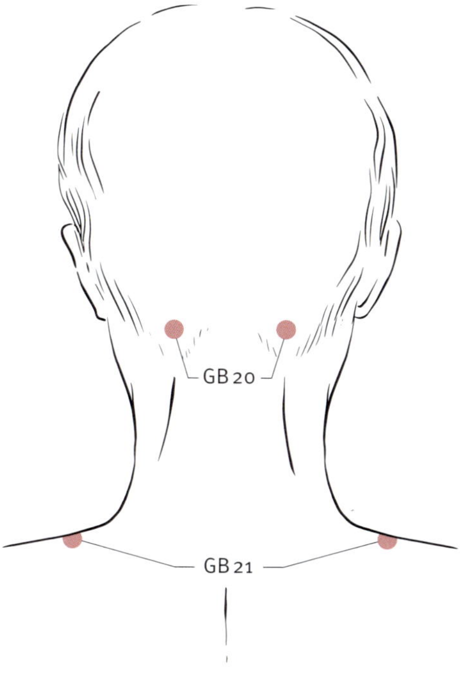
GB 20
GB 21

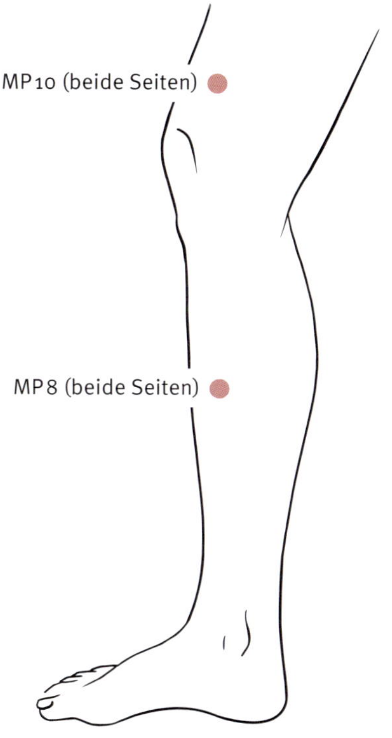
MP 10 (beide Seiten)
MP 8 (beide Seiten)

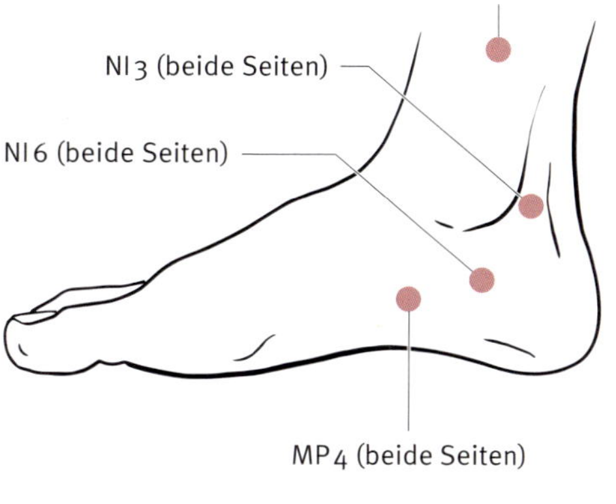
MP 6 (beide Seiten)
NI 3 (beide Seiten)
NI 6 (beide Seiten)
MP 4 (beide Seiten)

Pilzinfektionen

Pilzinfektionen zählen zu den häufigsten Infektionskrankheiten und können an vielen unterschiedlichen Orten am Körper vorkommen.

Candida albicans ist ein Pilz, der die Aufnahme und Verdauung von Nährstoffen unterstützt, wenn er in der richtigen Menge im Körper vorkommt. Es ist die beim Menschen am häufigsten vorkommende Pilzart. Bei einem guten Immunsystem ist eine Pilzinfektion selten schlimm. Ist es aber geschwächt, kann sich die Infektion auf andere Körperstellen ausweiten, auch auf den Verdauungstrakt, auf das Blut und sogar die Herzwand und die Hirnhaut, wodurch es zu schwereren Symptomen wie Müdigkeit, Benommenheit, Heißhunger auf Süßes und Stimmungsschwankungen kommen kann.

Vermehrt sich der Hefepilz Candida im ganzen Körper, spricht man von Candidose oder Candidiasis. Ist der pH-Wert der Haut aus dem Gleichgewicht geraten, kann sich Candida schnell ausbreiten und unangenehme Begleiterscheinungen bis hin zu ernsthaften Candidose-Symptomen auslösen.
Im Verdauungstrakt kann der Pilz, wenn er unbehandelt bleibt, die Schleimhaut durchdringen und so in den Blutkreislauf gelangen. Toxine können freigesetzt werden und das Leaky-Gut-Syndrom auslösen.

Candidose kann zu chronischen Erkrankungen führen. Wer noch nie eine schlimmere Pilzinfektion hatte, kann neben den typischen Candida-Symptomen auch bemerken, dass er Überempfindlichkeiten, Allergien oder Intoleranzen gegenüber bestimmten Lebensmitteln wie Milch und Milchprodukten, Eiern, Getreide und Gluten entwickelt hat.

Weitere Symptome können sein:
- chronische Müdigkeit
- Störungen des Gemütszustandes
- wiederkehrende Vaginal- und Harnwegsinfekte
- Soor im Mund
- Nebenhöhlenentzündungen
- Darmbeschwerden
- Benommenheit
- Haut- und Nagelpilz
- hormonelles Ungleichgewicht

Wie Candida ausufert Das Immunsystem und die guten Bakterien halten die Hefepilze in Schach. Sind die Abwehrkräfte geschwächt, steigt die Gefahr einer Infektion. Der größte Risikofaktor für eine Candidose ist die Einnahme von Antibiotika. Sie sind zwar eine gute Waffe gegen bakterielle Infektionen, aber sie machen eben auch den Weg für Pilzsporen frei. Nach der Behandlung einer Harnwegsinfektion mit Antibiotika kann es beispielsweise zu einer Candidose kommen.

Patienten mit einer bakteriell-entzündlichen Darmerkrankung entwickeln nach einer Antibiotikabehandlung recht häufig eine Candidose. Weitere Risikofaktoren sind orale Verhütungsmittel, Kortikosteroide, Krebsbehandlungen und Diabetes. Behandelt wird häufig lokal (Creme, Mundgel, Vaginalgel) mit einem Antimykotikum (mit dem Wirkstoff Nystatin oder Clotrimazol). Auch eine systemische Behandlung mit Tabletten (Fluconazol oder Itraconazol) ist möglich.

In der chinesischen Medizin werden Pilzinfektionen als Feuchtigkeit im Körper angesehen, wie ein feuchter, dunkler Keller, in dem sich Schimmel bildet. Dann kommt es zu körperlichen Symptomen wie Müdigkeit, Benommenheit, Gelenkschmerzen, Vaginal- und Harnwegsinfekten oder Darmträgheit. Wenn das Immunsystem geschwächt ist, kann es im Körper zu Feuchtigkeit im Sinne einer Candidose kommen. Wie gut das Immunsystem arbeitet, hängt in erster Linie von Nieren, Leber, Lungen und Milz ab. Stärken wir diese Organe, werden wir auch resistenter gegenüber Einflüssen von außen und Stress. Eine Ernährung, die frei von Konservierungsstoffen und Zucker ist, erhöht die Chance, den Körper von dieser Feuchtigkeit und der Candidose zu befreien.

Aroma-Akupressur bei Pilzinfektionen

Nutzen Sie so viele Punkte und Öle, wie Sie brauchen. Es müssen nicht alle der hier erwähnten sein. Bleiben Sie bei den Druckpunkten, die sich gut anfühlen, und dem Öl, das Sie vorrätig haben. Die einzelnen Öle und Punkte sind paarweise oder in Gruppen aufgeführt. Jedes Öl sorgt für eine bestimmte Wirkung, die vom Druckpunkt unterstützt wird. Die Öle passen nur zu dem jeweils angegebenen Druckpunkt. Nicht jedes Öl einer Gruppe wirkt auf jedem Punkt gleich gut.

Öle

Nelke: Nur verdünnt anwenden! Wirkt antiseptisch und gegen Pilze, kann die Vermehrung von Bakterien und Hefepilzen unterdrücken.

Thuja: Wirksam gegen Pilze, Viren und Bakterien. Wirkt anregend.

Druckpunkte Nelke und Thuja wendet man am besten nicht auf bestimmten Akupressurpunkten an, sondern lässt sie im Raum verdampfen.

Öle

Oregano: Hilft schnell gegen Pilze, Viren und Bakterien.

Pfefferminze: Wirkt gegen Pilze.

Druckpunkt

MA 36: Hilft bei Müdigkeit und stärkt den Körper.

Öle

Lemongrass: Wirkt antiseptisch, antibakteriell sowie gegen Pilze und Durchfallerkrankungen. Kann bei Candida-Sporen den Biofilm durchbrechen, das ist eine dünne Schleimschicht, die die Mikroorganismen umgibt und auch im und auf dem Körper vorkommt, zum Beispiel auf den Oberflächen der Zähne oder inneren Organe; sie dient auch der Selbstreinigung (Nur verdünnt anwenden!).

Bergamotte: Wirkt gegen Pilze und Bakterien, stärkt die Nerven und lindert Depression.

Melaleuka: Wirkt gegen Pilze, Viren und Bakterien. Sehr effektiv gegen den Biofilm der Candida-Sporen. Verhindert, dass sich Pilzinfektionen weiter ausbreiten.

Pfefferminze: Wirkt gegen Pilze.

Druckpunkte

KG 4: Stärkt den Körper.

KG 6: Hilft bei extremer Müdigkeit und Depression.

NI 3: Stärkt die Nieren und das Jing.

BL 23: Stärkt die Nieren.

BL 20: Stärkt die Milz.

MA 40: Mindert die Feuchtigkeit im Körper.

MP 3: Stärkt die Milz, vertreibt die Feuchtigkeit.

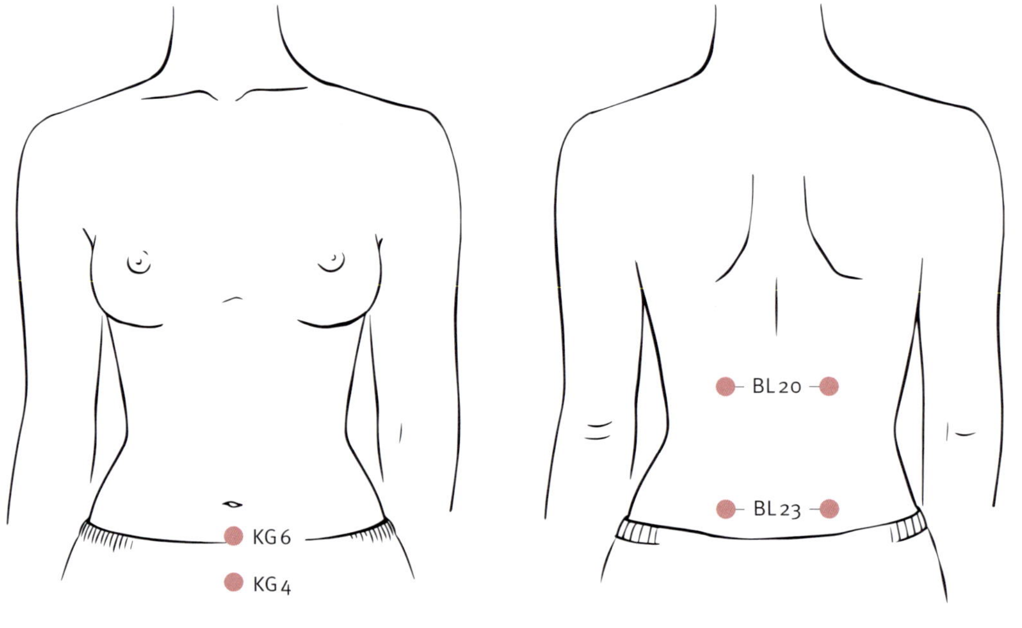

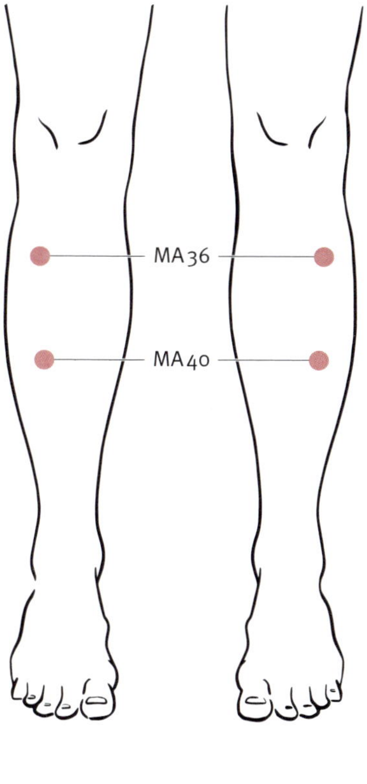
MA36
MA40

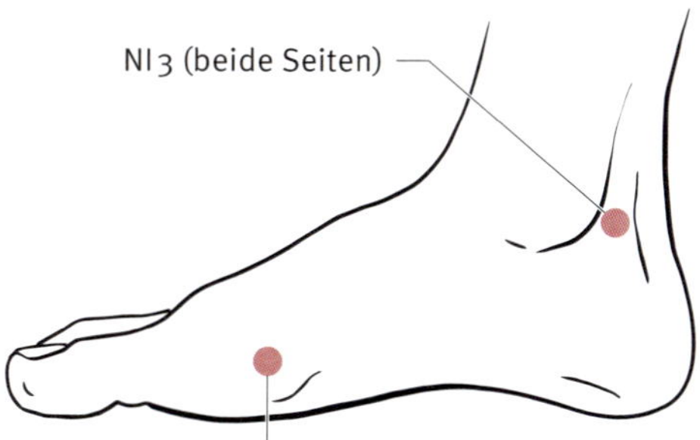
NI3 (beide Seiten)
MP3 (beide Seiten)

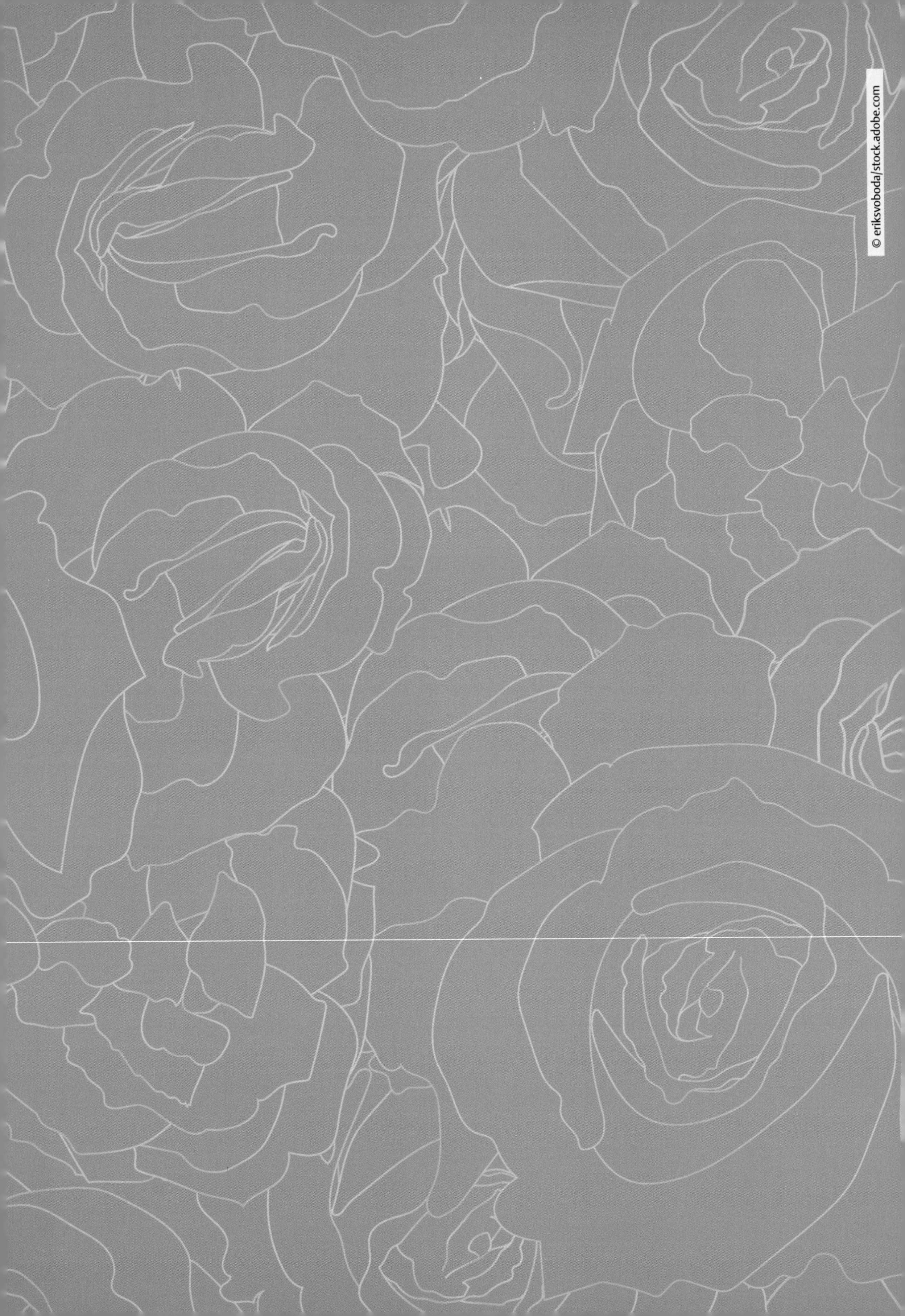

Akupressur-punkte

Es gibt zwölf Hauptmeridiane, auf denen sich auch die Akupressurpunkte befinden. Diese können auf unterschiedliche Weise stimuliert werden, sodass sich Blockaden lösen und das Gleichgewicht der Energie im Körper wieder hergestellt wird.

Lokalisierung und Wirkweise

Im Folgenden lernen Sie, die Druckpunkte am Körper aufzufinden und dann gezielte Maßnahmen für effektive Behandlungen zu ergreifen.

Der Blasenmeridian

Der Blasenmeridian (BL) ist der längste Meridian im Körper. Er beginnt an der Innenseite der Augen, führt über den Kopf zum Rücken und von dort durch die Beine bis zur Außenseite der kleinen Zehen.

Blasen- und Nierenmeridian arbeiten zusammen und regulieren den Wasserhaushalt. Da der Meridian über den gesamten Körper verläuft, hilft er bei vielfältigen Beschwerden und unterstützt Augen, Gehirn, Nacken, Rücken, alle Organe, die Wirbelsäule, Beine und Füße. Er teilt sich am Rücken und führt und über zwei Bahnen nach unten. So unterstützt er die physiologische Funktion aller Organe und wirkt auch auf spiritueller Ebene.

Mit den Blasen- und Nierenmeridianen werden die Gefühle Angst (wenn die Meridiane im Ungleichgewicht sind) und Weisheit (wenn alles in Balance ist) in Verbindung gebracht.

BL 2: Sammeln von Bambus

Lokalisierung Über der Nase, am inneren Ende der Augenbraue, direkt über dem inneren Augenwinkel. Sein Name bezieht sich auf die Stelle neben den Augenbrauen, die an Bambuswedel erinnern, wenn die Brauen zusammengekniffen werden.

Wirkung Lindert Kopfschmerzen und Schmerzen der Nebenhöhlen, hilft bei verschwommener Sicht und schmerzenden Augen.

BL 4: Gekrümmte Abweichung

Lokalisierung Am oberen Ende der Stirn, direkt über dem Haaransatz, einen Fingerbreit zu den Ohren hin. Legen Sie Ihren Finger in der Mitte der Stirn auf und gehen sie etwa einen Querfinger nach links und rechts in Richtung der Ohren.

Wirkung Wirkt bei Nasenbluten, Kopfschmerzen, verschwommener Sicht und Schnupfen.

BL 10: Himmelspfeiler

Lokalisierung Am Nacken auf Höhe des Haaransatzes, etwa zwei Querfinger von der Mitte entfernt. (Mit zwei Querfingern meine ich die Breite, die Zeige- und Mittelfinger ergeben.) Legen Sie die Finger genau in der Mitte an und gehen Sie zwei Fingerbreit nach links und rechts, bis Sie förmlich vom »Muskelstrang abrutschen«.

Wirkung Beruhigt Emotionen. Lindert Erkältungs- und Grippebeschwerden sowie Kopfschmerzen. Regt die Gehirntätigkeit an und führt zu besserer Konzentration und besserem Erinnerungsvermögen. Kann Nackenschmerzen und akute Schmerzen im unteren Rücken lindern. Das Wort »Pfeiler« oder »Säule« bezieht sich auf den Trapezmuskel, der den Kopf aufrecht hält. Dieser Druckpunkt unterstützt Kopf und Geist. Lindert Verspannungen im Nacken und hilft bei einem schweren Kopf.

Stärkt, damit wir das Leben meistern. Hilft beim Entspannen nach Überarbeitung. Kann bei Depression, Ängsten und Verzweiflung helfen und zu Zuversicht, Weisheit und Frische führen.

BL 11: Großes Weberschiffchen

Lokalisierung Einen Fingerbreit unter dem letzten Nackenwirbel und zwei Querfinger rechts und links der Wirbelsäule.

Wirkung Lindert Kopf-, Nacken-, Rücken- und Schulterschmerzen. Hilft bei Husten und steifem Nacken. Kann vor Erkältungen und Problemen der Wirbelsäule schützen. Unterstützt ebenfalls die Genesung bei chronischen Krankheiten.

BL 20: Transportpunkt zur Milz

Lokalisierung Im unteren Rücken zwischen elftem und zwölftem Brustwirbel, zwei Querfinger rechts und links neben der Wirbelsäule.

Wirkung Stärkt Milz und Magen. Lindert Rückenschmerzen und hemmt die Vermehrung von Pilzsporen und Feuchtigkeit im Körper. Kräftigt die Blutgefäße und lindert geistige Erschöpfung durch zu viel Grübeln.

BL 23: Transportpunkt zu den Nieren

Lokalisierung Im unteren Rücken zwischen zweitem und drittem Lendenwirbel, zwei Querfinger rechts und links neben der Wirbelsäule auf Taillenhöhe.

Wirkung Stärkt Nieren und den unteren Rücken. Unterstützt die Prostata, hilft bei PMS, Nebennierenschwäche, in den Wechseljahren, bei Impotenz, Unfruchtbarkeit, Taubheit und vertreibt die Feuchtigkeit aus dem Körper.

Stärkt außerdem das Nieren-Jing, das die Grundlage für Geist und Bewusstsein bildet. In der chinesischen Medizin geht man davon aus, dass ein mangelndes oder schwaches Jing Körper und Geist schadet, zu Negativität, Unentschlossenheit, Depression und der Unfähigkeit, weise und kraftvoll zu reden und zu handeln, führen kann. Dieser Akupressurpunkt stärkt die Nieren bei Überbeanspruchung, chronischen Krankheiten und im Alter, indem es das Jing unterstützt.

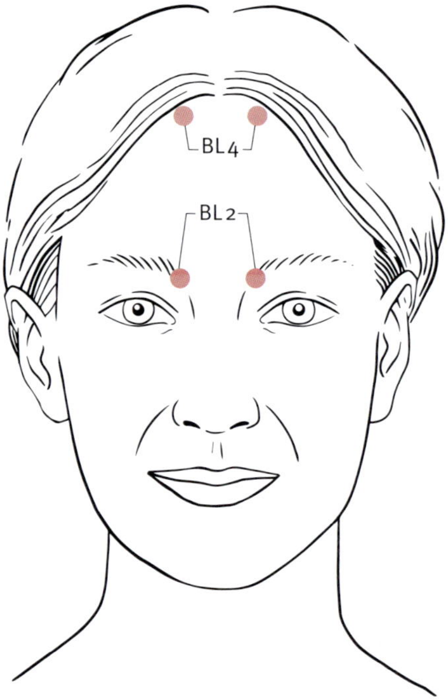
BL4
BL2

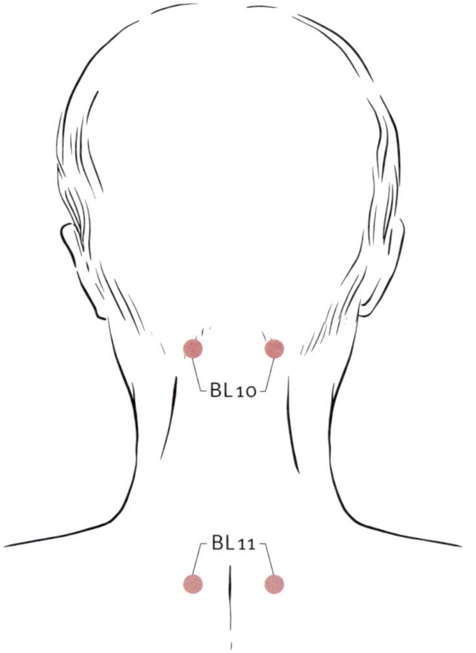
BL10
BL11

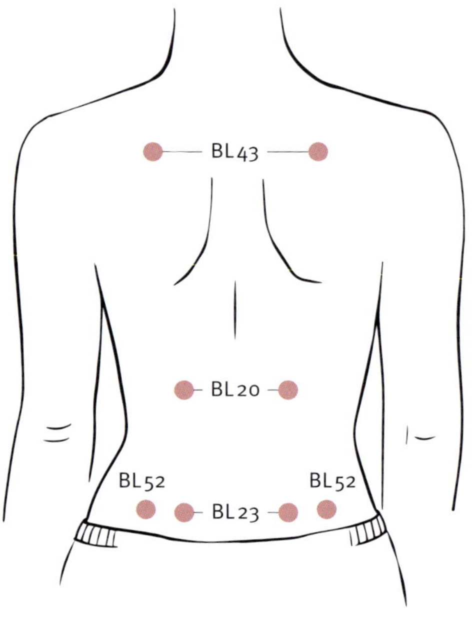
BL43
BL20
BL52
BL52
BL23

BL 43: Transportpunkt zum Rücken

Lokalisierung Er liegt am inneren Rand, etwa auf halber Höhe der Schulterblätter und auf Höhe des vierten Brustwirbels.

Wirkung Bei Erschöpfung und allgemeiner Müdigkeit wirkt er wunderbar belebend. Er stärkt das Qi im ganzen Körper und somit auch die Lebenskraft von Körper, Geist und Seele. Ebenso wirkt er bei Depression, negativen Gedanken sowie geistiger und körperlicher Schwäche. Er bringt den Humor zurück und hebt die Stimmung.

BL 52: Nierenpunkt

Lokalisierung Im unteren Rücken unter dem zweiten Lendenwirbel, vier Fingerbreit rechts und links neben der Wirbelsäule in Taillenhöhe.

Wirkung Stärkt die Nieren und den unteren Rücken. Hilft bei Impotenz, unregelmäßigem Zyklus, Nebennierenschwäche und Wassereinlagerungen.

Außerdem hilft dieser Punkt, übertriebene Angst zu überwinden, die einen im Leben hemmt. Er regeneriert Körper, Geist und Seele bei Menschen, die im Leben wenig Halt haben, ohne Ehrgeiz und Tatkraft sind. Er kann den Drang wiedererwecken, dem Leben mit Freude zu begegnen und den Wegen des Schicksals zu folgen.

Das Konzeptionsgefäß

Das Konzeptionsgefäß (KG) verläuft an der Körpervorderseite vom Dammbereich bis zur Unterlippe. Es wird zur Behandlung von Beschwerden der Fortpflanzungsorgane, des Darms und Bauches, aber auch des Herzens und der Lunge genutzt. Da es an der Körpervorderseite verläuft, ist es pures Yin und hilft dabei, Leben zu erschaffen und zu erhalten, von der Zeugung bis zur Geburt. Das Konzeptionsgefäß ist eine reiche, fruchtbare Quelle der Lebensenergie Qi.

KG 4: Tor der Ursprungsenergie

Lokalisierung Vier Querfinger unter dem Bauchnabel.

Wirkung Unterstützt das Qi und macht stark gegenüber Krankheiten. Hilft bei Menstruationsbeschwerden und PMS, Verdauungsstörungen, Durchfall und Prostatabeschwerden.

Ein kraftvoller Punkt, der den gesamten Körper, Geist und Seele stärkt. Dieser Punkt geht an die tiefer liegenden Reserven des Qi und verjüngt nach einer langen Krankheit oder bei einer schlechten Konstitution.

Unterstützt bei emotionaler Labilität, die durch Erschöpfung entsteht, und beruhigt den Geist. Ein guter Punkt für Menschen, die nachts latent Angst oder Sorgen haben oder denen die Entschlossenheit im Leben fehlt.

KG 6: Meer des Qi

Lokalisierung Eineinhalb Fingerbreit unter dem Bauchnabel.

Gemeinsam mit dem Punkt KG 4 gehört er zum Dan Tien, der Körpermitte und dem Energiezentrum des Körpers.

Wirkung Hilft bei Unfruchtbarkeit, weichem Stuhlgang und Depression. Bringt das gestaute Qi wieder zum Fließen, was auch bei langem Zyklus und schmerzhaften Perioden hilft.

Speichert das Qi für den gesamten Körper. Einer der wichtigsten Punkte für alle Beschwerden, die den Körper erschöpfen. Er bringt einem kühlen oder resignierten Geist Wärme und Lebenskraft.

KG 12: Mittlere Magengrube

Lokalisierung In der Mitte des Bauches, genau zwischen Bauchnabel und dem unteren Ende des Brustbeins.

Wirkung Dieser Punkt hilft bei Verdauungsbeschwerden wie Völlegefühl, Übelkeit, Reizmagen, Durchfall und Appetitlosigkeit.

Auch bei Gedächtnisschwäche und Benommenheit ist dieser Punkt hilfreich. Hat man zu viel Kaltes gegessen, wärmt dieser Punkt den Magen und sorgt für eine gute Verdauung.

Da KG 12 in der Mitte des Bauches liegt, wirkt er auch gut bei Liebeskummer, Unruhe, die zu Appetitlosigkeit führt, und Unsicherheit. Wenn die geistigen und spirituellen Aspekte beiseitegeschoben werden, können insbesondere bei empathischen Menschen Angst und übermäßige Sorgen auftreten. Dieser Punkt hilft gegen Grübeleien und stoppt das Gedankenkarussell, indem er dafür sorgt, dass Informationen »verdaut« werden, und hilft, die Gedanken zu ordnen.

KG 13: Obere Magengrube

Lokalisierung Auf der Körpermitte, vier Fingerbreit über dem Bauchnabel.

Wirkung Hilft bei Bauchschmerzen, Schluckauf, Übelkeit, Erbrechen und Völlegefühl. Gut bei Schlafproblemen nach ungünstiger Ernährung. Stärkt Magen und Milz, um die Verdauung zu fördern.

Wenn einem das Leben »auf den Magen schlägt«, hilft dieser Punkt, alles zu verarbeiten und nach vorn zu schauen.

KG 17: Mitte der Brust

Lokalisierung Genau mittig auf dem Brustbein, zwischen den Brustwarzen.

Wirkung Reinigt die Lungen, lindert Asthmabeschwerden, Schmerzen oder Engegefühle in der Brust und Herzrasen. Er unterstützt die Milchbildung, wirkt gegen Schluckauf und hilft dabei, tiefer durchzuatmen.

Hier sitzen Geist und Herz, der »Tempel des himmlischen Qi«, denn hier befinden wir uns genau zwischen den Brüsten, an der Stelle, an der Mutter und Kind sich verbinden. Ein geschützter Ort der Kraft, der ein authentisches Gespräch über die eigenen Gefühle und Ideen fördert und vom Herzen zum restlichen Körper, zu Geist und Seele, aber auch mit der Außenwelt sprechen lässt. An diese Stelle legen wir beim Gebet unsere Hände. Ein wunderbarer Punkt, der nach jeder Behandlung mit Aroma-Akupressur gedrückt werden kann.

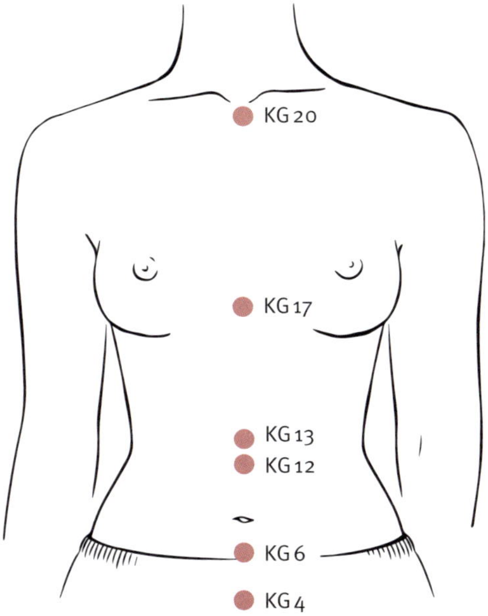

KG 20: Geschmückter Baldachin

Lokalisierung Auf dem Brustbein, zwischen Schlüsselbein und dem obersten Rippenbogen.

Wirkung Löst Schleim in der Brust und lindert Husten. Lindert die Nebenwirkungen des Rauchens, unterdrückt aber nicht den Wunsch zu rauchen. Nutzen Sie zur Raucherentwöhnung zusätzlich die Ohrakupressur.

Wenn man sich verletzlich fühlt, aber trotzdem rausgehen muss, bildet dieser Punkt einen kraftvollen Schleier, der beschützt, aber dennoch nicht versteckt. Wie ein beruhigender, sicherer Kokon in der Welt.

Der Gallenblasenmeridian

Der Gallenblasenmeridian (GB) ist mit dem Lebermeridian verbunden, er beginnt am Außenwinkel der Augen und zieht an der Körperaußenseite nach unten bis zum vierten Zeh. Er hilft bei Beschwerden von Muskeln und Sehnen sowie bei Kopfschmerzen, Verspannungen in Nacken und Schultern sowie Ohrenleiden. Außerdem unterstützt er die Funktion von Gallenblase und Leber.

Die Gallenblase speichert die Galle, die bei der Verdauung benötigt wird, und gibt sie an den Zwölffingerdarm ab. Auf emotionaler Ebene ist die Gallenblase dafür zuständig, das zu tun, was gerecht und richtig ist, und die Pläne in die Tat umzusetzen, die die Leber vorsieht. Geraten die Gefühle aus dem

Lot, kommt es zu Zorn und Wut, wenn die Dinge nicht so laufen wie geplant. Sind die Gefühle im Gleichgewicht, kommt es zu Sinnhaftigkeit und Wachstum.

GB 8: Fließendes Tal

Lokalisierung Etwa zwei Fingerbreit über dem höchsten Ende der Ohrmuschel.

Wirkung Hilft bei Kater und Migräne mit Übelkeit, Schwindel, Erbrechen und Krämpfen. Ebenso bei Ohrenleiden wie Tinnitus und Taubheit. Dieser Punkt wirkt besonders gut bei Erbrechen und schlimmen Kopfschmerzen nach zu viel Alkoholkonsum.

Dieser Punkt kann uns dabei unterstützen, anzunehmen, was wir gelernt haben, besonders wenn wir uns über den Sinn klar sind, und es in unser Leben zu integrieren.

Er mildert unsere Ängste, wegen denen wir uns selbst im Weg stehen, und ermutigt uns, weiterhin unseren Weg zu gehen.

GB 20: Windteich

Lokalisierung Suchen Sie das Mastoid, auch Warzenfortsatz genannt, einen Knochen hinter dem Ohr, und gehen Sie Richtung Nacken bis zu dem Punkt, wo die Nackenmuskeln am Schädel ansetzen.

Wirkung Dieser Punkt nährt das Gehirn und hilft bei Gedächtnisschwäche, Taumel und Schwindel. Er löst verspannten Nacken und verspannte Schultern, lindert Kopfschmerzen, Migräne, eine verschwommene Sicht, Müdigkeit, Energielosigkeit und hilft bei Erkältungen und Grippesymptomen. Er erleichtert das Fließen des Qi und klärt Augen und Ohren.

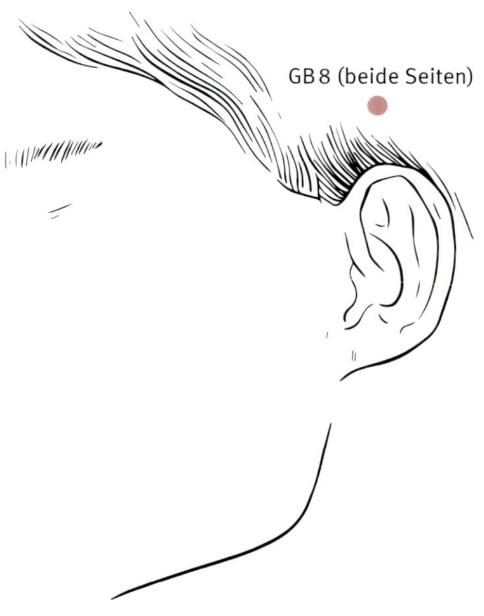

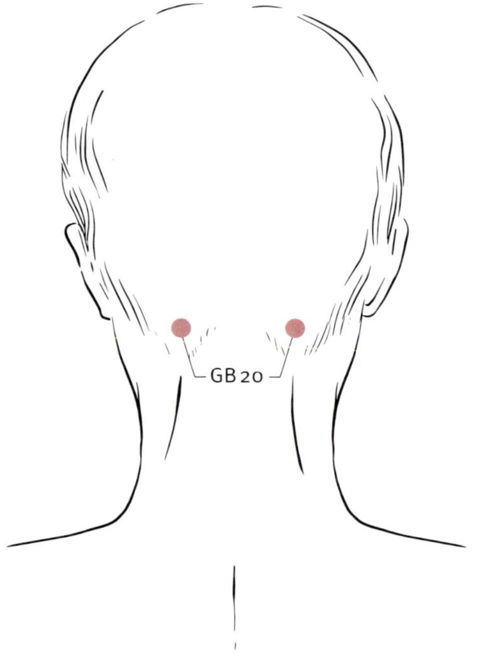

Ein wichtiger Punkt, der Klarheit schenkt, wenn man verwirrt ist, Konzentrationsprobleme hat oder es einem schwerfällt, Beurteilungen und Meinungen zu erkennen oder selbst auszusprechen. Dieser Punkt öffnet alle Sinne. Er hilft auch bei Menschen, die mit ihren Mitmenschen verkrampft oder barsch umgehen.

GB 21: Schulterbrunnen

Lokalisierung Auf beiden Schultern. Sie finden ihn, indem Sie mit Daumen und Mittelfinger den Schultermuskel drücken. Es ist der höchste Punkt des Trapezmuskels.

Wirkung Wird bei Stress, Gesichts-, Kopf-, Zahn- und Nackenschmerzen genutzt. Er regt Wehen an und unterstützt die Milchbildung. Bei überschäumendem Temperament wirkt er kühlend. Wirkt besonders gut, um Verspannungen in Schultern, Nacken, Brust und Flanken zu lösen.

Die Energie fließt hier wie durch einen Flaschenhals und kann dafür sorgen, dass wir uns eingeklemmt fühlen, unterdrückte Wut, Ärger und Enttäuschung verspüren, die unsere Kommunikation mit dem Himmlischen erschweren. Dieser Punkt hilft uns, uns selbst wieder mit unserem höheren Ich zu vereinen.

Achtung: Nicht in der Schwangerschaft drücken, da dieser Punkt auch Wehen auslösen kann!

GB 34: Quelle am Yang-Hügel

Lokalisierung An den Außenseiten der Beine, in der Vertiefung am oberen Ende des Wadenbeins.

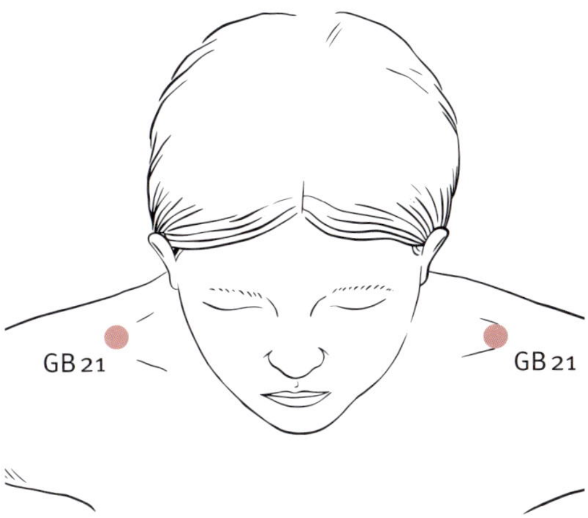

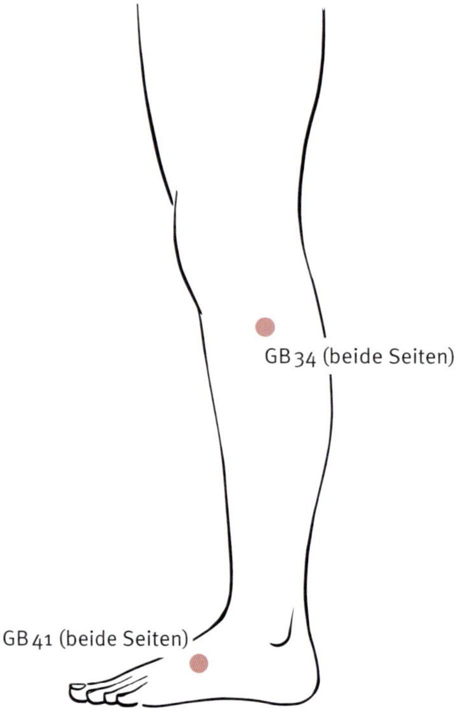

Wirkung Lindert Knieschmerzen, Taubheit und Schmerzen in den Beinen. Er gilt als einer der wichtigsten Punkte für die Sehnen, nährt und entspannt sie bei Muskelzittern und -krämpfen im gesamten Körper. Besonders hilfreich bei Schmerzen im unteren Rücken, die bis in die Beine ausstrahlen.

Gallenblasen- und Lebermeridian nähren und befeuchten die Sehnen wie ein Frühlingsregen die Erde. Gibt es zu wenig Erde, finden die Wurzeln keinen Halt, und Pflanzen und Entscheidungen können sich in der Welt nicht »fest verwurzeln«, es kommt zu Enttäuschung und Wut. Dieser Punkt kann Einschränkungen lockern und erlaubt uns, unsere Äste weit auszustrecken, uns frei und kreativ zu entfalten und unsere Ziele und Entscheidungen zu verwurzeln.

GB 41: Über den Tränen

Lokalisierung Oben auf beiden Füßen zwischen der vierten und der kleinen Zehe, etwa zwei Daumenbreit vom Ansatz der Zehen entfernt.

Wirkung Lindert Kopfschmerzen, Benommenheit und Tinnitus. Hilft bei PMS-Beschwerden wie schmerzenden und berührungsempfindlichen Brüsten. Lindert Druck auf den Augen, der zu einem geröteten Sichtbild und Sehstörungen führt.

Er zeigt denen, die unentschlossen und entmutigt sind, einen Weg auf. Dieser Punkt hilft bei einem Neustart, indem er die eigene Sichtweise erweitert und neue Motivation schenkt.

Das Lenkergefäß

Das Lenkergefäß (LG) ist mit dem Konzeptionsgefäß verwandt und führt an der Körperrückseite mittig vom Dammbereich über das Kreuzbein, die Wirbelsäule entlang zu Nacken und Kopf und endet am oberen Ende der Oberlippe. Durch seine Lage kann man mit dem Lenkergefäß Erkrankungen von Darm, Urogenitalbereich, Wirbelsäule, Nacken und Gehirn, aber auch des Geistes behandeln. Die Wirbelsäule ist wortwörtlich das Rückgrat des Körpers und gibt ihm Halt, sorgt gleichzeitig aber auch für Beweglichkeit und versorgt alle Organe mit dem, was sie brauchen.

LG 4: Pforte des Lebens (Ming Men)

Lokalisierung Unter dem Dornfortsatz des zweiten Lendenwirbels.

Wirkung Kräftigt den unteren Rücken und stärkt das Jing (die Lebenskraft). Unterstützt die Nieren, hilft besonders älteren Menschen bei Steifheit in Nacken oder Knie, wirkt bei Impotenz, Verdauungsproblemen, Zyklusstörungen und Durchfall.

Ein wahres Energiedepot! Dieser Punkt hilft den Nebennieren und entfacht den Lebensfunken und die Lebensfreude von Neuem. Er belebt den Geist in Zeiten depressiver Verstimmungen oder ungewöhnlicher Introvertiertheit. Er kann auch bei Schüchternheit, mangelndem Mut, Vergesslichkeit und Orientierungslosigkeit helfen.

LG 14: Großer Wirbel

Lokalisierung Auf der Wirbelsäule, unter dem siebten Halswirbel in Schulterhöhe.

Wirkung Hilft bei Nackenschmerzen, Fieber, Husten, Asthma, Steifheit im Rücken, Epilepsie und Erkältungen. Klärt den Kopf und beruhigt den Geist.

Ein wirkungsvoller Punkt, um Menschen in Schwung und zum Handeln zu bringen, wenn sie seit einer Weile völlig festgefahren sind.

LG 16: Windpalast

Lokalisierung In der Mitte des Hinterkopfs, an dem Punkt, wo Kopf und Nacken sich treffen.

Wirkung Lindert Kopfschmerzen, Nackensteifigkeit, eine verschwommene Sicht, Halsschmerzen und Symptome eines Schlaganfalls. Hilft bei Chaos im Kopf. Klärt den Geist und wirkt positiv auf das Gehirn.

Erfrischt und regt den Geist an, nach vorn zu schauen und in Schwung zu kommen. Er erweitert den Horizont, um mehr Möglichkeiten zu sehen als nur die, auf die man sich schon eingestellt hat. Unterstützt einen, wenn man ernüchtert und traurig ist und einen Blick auf oder eine Verbindung mit seinem höheren Ich braucht.

LG 20: Hundert Zusammenkünfte

Lokalisierung Auf dem Scheitelpunkt des Kopfes zwischen den Schädelknochen. Legen Sie die Daumen auf das obere Ende der beiden Ohrmuscheln, dann landet Ihr Zeigefinger automatisch auf diesem höchsten Punkt des Kopfes. Ertasten Sie die kleine weiche Stelle.

Wirkung Wirkt bei Kopfschmerzen, Schwindel, Tinnitus, verstopfter Nase und Gebärmuttervorfall. Verbessert die Gedächtnisleistung, Konzentration und hilft dabei, Einsichten zu gewinnen.

Als höchster Punkt des Körpers ist er unser Zugang zu Weisheit und Wissen und verbindet uns mit dem Himmel. Ein wirksamer Punkt, um Depression zu lindern oder nach einem traumatischen Erlebnis. Er kann die einzelnen Teile von uns miteinander verbinden und zu einem Ganzen verschmelzen.

LG 24: Das Zentrum der Weisheit

Lokalisierung Einen Hauch oberhalb des Haaransatzes, in der Mitte der Stirn.

Wirkung Lindert Kopfschmerzen, Beschwerden der Nebenhöhlen, Schwindel und Aufregung.

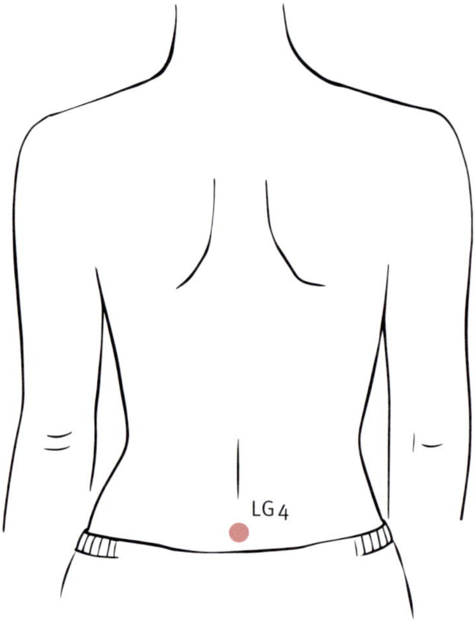
LG 4

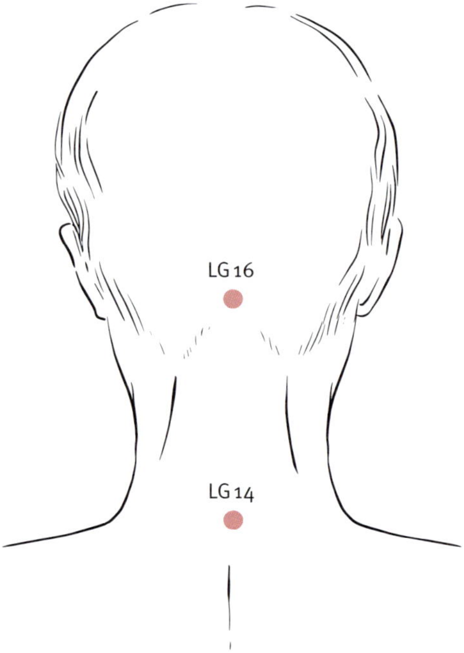
LG 16
LG 14

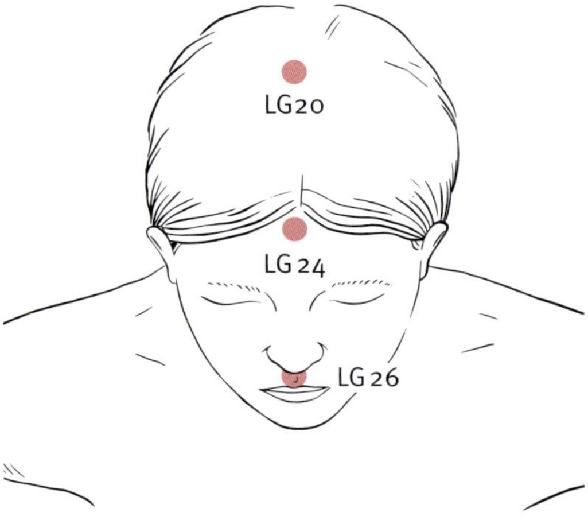
LG 20
LG 24
LG 26

Verbindet uns mit dem Himmel, lässt uns Licht und Erleuchtung von unserem inneren Geist empfangen.

LG 26: Mitte des Menschen

Lokalisierung Direkt unterhalb der Nase, im Philtrum zwischen Nase und Oberlippe.

Wirkung Unterstützt die Lendenwirbelsäule und ist ein wirksamer Punkt bei akuten Rückenschmerzen. Hilft bei Beschwerden der Nase, Gesichtslähmung, Zahnschmerzen und Hautproblemen im Nacken.

Ein sehr kraftvoller Punkt, um nach schweren körperlichen Verletzungen, wie Gehirnerschütterung, Anfällen und Ohnmachtsanfällen, das Bewusstsein wiederzuerlangen. Beruhigt, wenn man aufgewühlt ist. Hilft auch dabei, im Hier und Jetzt zu bleiben, und unterstützt Gedächtnis und Fokussierung.

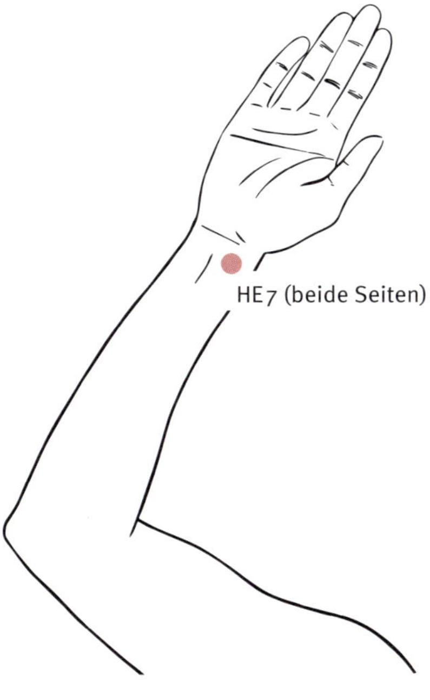

Der Herzmeridian

Das Herz gilt als Kaiser des Körpers, der mit Liebe und Mitgefühl regiert. Der Herzmeridian (HE) beginnt in den Achselhöhlen und führt über die Innenseite des Arms bis zum kleinen Finger. Er kümmert sich hauptsächlich um Blut und Blutgefäße, ist der Sitz des Geistes, reguliert das Herz und behandelt Störungen an Zunge und Sprache. In vielen asiatischen Sprachen bedeutet das Wort »Geist« gleichzeitig »Herz« und nicht wie in westlichen Ländern »Gehirn«. Das Herz regiert mit Wärme und Weisheit, damit alles im Einklang arbeiten kann.

HE 7: Tor des Geistes

Lokalisierung Auf beiden Handgelenken in der Handgelenksfalte Richtung Innenseite des Armes.

Wirkung Bringt den Kopf zum Schweigen und beruhigt den Geist. Lindert Schlafprobleme, wenn man zu viel grübelt oder besorgt ist. Reguliert das Herz und belebt Kopf, Gedächtnis und unseren Fokus.

Ein wunderbarer Punkt gegen Sorgen, Traurigkeit, Angst, Manie und Hysterie. Bei mangelnder Lebensfreude und Begeisterung kann das Tor des Geistes uns stärken und mit unserer tief in uns wohnenden Freude, die Herz und Seele belebt, verbinden.

Der Nierenmeridian

Der Nierenmeridian (NI) beginnt an beiden Fußsohlen, wo wir im Kontakt mit Mutter Erde sind. In den Nieren wird unser Jing gespeichert, sie geben uns die kreative Kraft, die unser Leben in Gang hält. Der Meridian zieht sich von den Füßen über die Innenseite der Beine zum Bauch und endet an der obersten Rippe. Da dort das Jing gespeichert wird, stärkt der Nierenmeridian das Yin, die Fortpflanzung, den Wasserhaushalt, Knochenmark- und Blutbildung und das Gehirn.

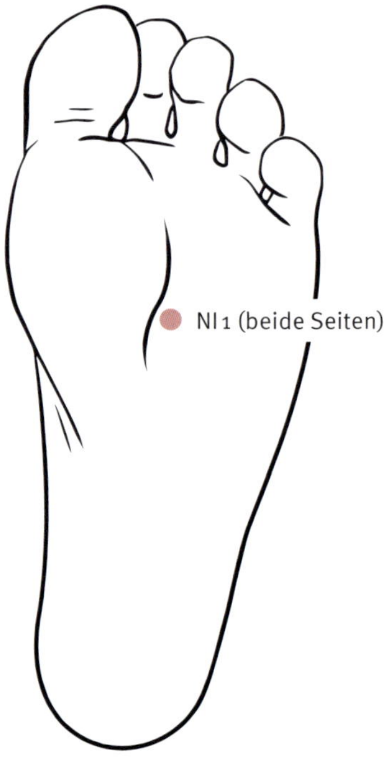

NI 1: Sprudelnder Quell

Lokalisierung Unter beiden Füßen, auf der Fußsohle in einer Vertiefung zwischen den beiden vorderen Fußballen.

Wirkung Ein kraftvoller Punkt, um das Qi ins Gleichgewicht zu bringen. Hilft bei verschwommener Sicht, Halsschmerzen, Heiserkeit und Stimmverlust, heißen Händen und Füßen und Bewusstseinsverlust. Klärt den Geist und erdet uns im Hier und Jetzt. Dieser Punkt liegt auf der Fußsohle, an der Stelle, die uns mit der Erde verbindet, und so können wir über ihn die Quellen des Lebens, Erde und Wasser, nutzen.

Dieser Punkt sprudelt vor Energie und schenkt uns Gelassenheit und Einsicht. Dort können sich all unsere Meridiane reinigen, sodass wir uns erfrischt und verjüngt fühlen und wir gleichzeitig zu Weisheit, kreativer Balance und Stärke finden.

NI 3: Großer Bach

Lokalisierung An beiden Beinen an der Innenseite, in der Mitte zwischen Knöchel und Achillessehne.

Wirkung Lindert Müdigkeit, geschwollene Füße und Schlafstörungen. Sorgt für Stabilität, Ausgeglichenheit und Harmonie und beruhigt dadurch auch die Emotionen. Reguliert die Funktion der Gebärmutter. Stärkt den unteren Rücken, Knie, Gehirn und die Knochen. Auch als »Jungbrunnen-Punkt« bekannt, da er Falten reduziert, gegen starke Hitzewallungen oder Kältegefühle wirkt und die Nebenwirkungen von Bestrahlung und Chemotherapie lindern kann.

Der Punkt wirkt auf einem tiefen Energielevel und lindert Ängste und starken, lang andauernden Stress durch Überanstrengung oder zu starke Fokussierung. Schenkt denen Kraft und Sicherheit, die zu viel Angst vor dem Neuen haben.

NI 6: Leuchtendes Meer

Lokalisierung Auf der Innenseite beider Füße, zwei Querfinger unterhalb des Knöchels.

Wirkung Bringt Linderung bei rauem Hals und Halsschmerzen, Schlafproblemen, Unruhe, Verstopfung, Unfruchtbarkeit, ausbleibender Periode, Wechseljahrsbeschwerden und Hitzewallungen. Öffnet den Brustraum und hilft somit bei Atemproblemen, Engegefühl und Schmerzen in der Brust.

Ein schöner, harmonisierender Punkt für alle Emotionen, insbesondere wenn sie auf einem Ungleichgewicht der Hormone beruhen. Beruhigt bei Ängsten, Panik und rasender Wut, sodass wir die Dinge aus einem anderen Blickwinkel betrachten können und Klarheit gewinnen.

NI 23: Altar für die Gottheiten

Lokalisierung Im vierten Interkostalraum der Rippen, einen Fingerbreit vom Brustbein entfernt.

Wirkung Hilft bei Husten, Asthma und Brustbeschwerden wie Mastitis. Stärkt die Nieren und entspannt den Brustraum, wenn man sich verspannt oder steif fühlt.

Ein nützlicher Punkt, wenn man nicht so recht weiß, wer und warum man ist. Körperlich ist man zwar anwesend, aber es fühlt sich nicht wirklich danach an. Dieser Punkt ist hilfreich, wenn man sich wie zerrissen fühlt, besonders wenn man sich gleichzeitig ängstlich, zerstreut oder ohnmächtig fühlt. Hilft, mit sich in Einklang zu kommen.

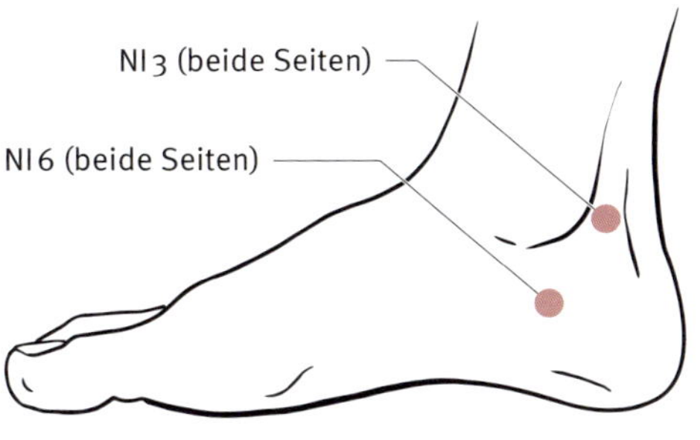

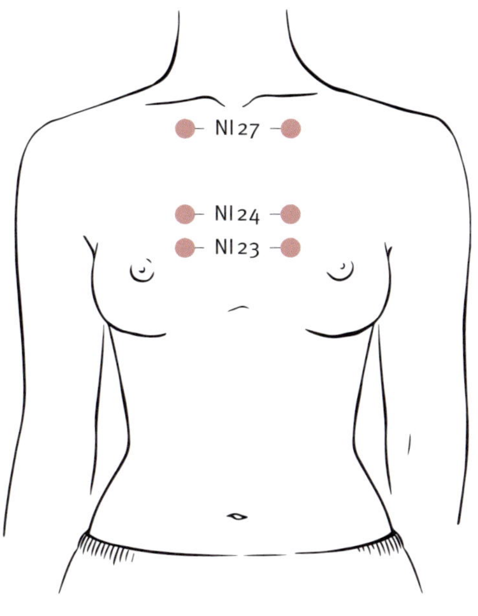

NI 24: Ling-Schwäche

Lokalisierung Im dritten Interkostalraum der Rippen, einen Fingerbreit vom Brustbein entfernt.

Wirkung Hilft bei Husten, Asthma, Herzrasen, Brustschmerzen und Kurzatmigkeit.

Dieser Punkt wirkt besonders gut bei Menschen, die den Blick dafür verloren haben, wer sie eigentlich sind, warum sie hier sind und dass sie einzigartig sind. Wenn der Lebenshauch fast erloschen ist, kann dieser Punkt es schaffen, dass sie sich wieder lebendig fühlen und sich mit ihrem Geist verbinden können. Er schenkt Hoffnung und Optimismus.

NI 27: Herrenhaus des Transportpunktes

Lokalisierung Zwei Fingerbreit neben dem Brustbein in der Vertiefung unterhalb des Schlüsselbeins.

Wirkung Hierhin gelangt das Qi aus dem Nierenmeridian und sammelt sich, weshalb hier besonders viel Energie ist. Dieser Punkt hilft bei geistiger und körperlicher Belastung durch Überarbeitung, Müdigkeit, Orientierungslosigkeit und Reizbarkeit. Stärkt das Qi und sorgt für Vitalität. Schafft Reserven, wenn man erschöpft ist. Lindert Kopfschmerzen, geistige Belastung und Vergesslichkeit. Löst den Schleim, lindert Husten und Schnupfen. Wenn Sie angespannt sind oder unter Stress stehen, klopfen Sie auf diesen Punkt und Sie werden sofort ruhiger.

Der Dickdarmmeridian

Der Dickdarmmeridian (DI) beginnt am Zeigefinger und führt über den Handrücken, weiter über Arm und Schultern zum Gesicht und endet neben den Nasenlöchern. Durch seine Lage hilft er bei Schmerzen im Arm, im Oberkörper und in den Schultern. Auch bei Problemen mit den Zähnen und Nebenhöhlen kommt dieser Punkt zum Einsatz.

Der Dickdarm erhält den Nahrungsbrei vom Dünndarm, nimmt die guten Bestandteile auf und beseitigt den Rest. Im übertragenen Sinn könnte man sagen, der Dickdarm hilft uns dabei, das loszulassen, was wir nicht mehr brauchen, um Platz zu schaffen für neue Hoffnung und Inspiration.

DI 4: Verbindung mit dem Tal

Lokalisierung Auf beiden Handrücken, in der Mulde zwischen Daumen und Zeigefinger, etwa einen Fingerbreit vom Rand entfernt.

Wirkung Der Punkt schlechthin bei Angst und gegen Schmerzen. Stärkt gegen Krankheitserreger. Entspannt die Muskeln, krampflösend, bringt das Qi zum Fließen, damit es schwache Muskeln stärken kann. Wirkt gegen Schmerzen und Entzündungen in Hand, Handgelenk, Ellbogen, Schulter und Nacken. Unterstützt Kopf, Gesicht, Augen, Nase, Mund und Ohren. Hilft bei Kopfschmerzen, geröteten oder schmerzenden Augen, Nasenbluten, Zahnschmerzen, Halsschmerzen, verquollenem Gesicht, Fieber, Bauchschmerzen, Verstopfung, langen Zyklen, ausbleibender Menstruation (wenn keine Schwangerschaft vorliegt), PMS und Terminüberschreitung in der Schwangerschaft. Lindert die Nebenwirkungen von Bestrahlung und Chemotherapie in der Krebsbehandlung. Bringt die Energie im Körper ins Gleichgewicht.

Achtung: Nicht in der Schwangerschaft anwenden! Kann sehr leicht Wehen auslösen.

DI 11: Gewundener Teich

Lokalisierung Wenn man den Ellenbogen beugt, entsteht eine Falte. An deren äußerem Ende, an der Außenseite des Arms, liegt dieser Punkt.

Wirkung Hilft bei Fieber, Halsschmerzen, geröteten und brennenden Augen, Schmerzen im Oberarm, in den Gelenken, im Bauch und bei Durchfall. Wirksam gegen Entzündungen, Allergien, Erkältung, Grippe, Zahnschmerzen und Arthritis. Wird hauptsächlich bei körperlichen Beschwerden angewendet, weniger für Kopf und Geist.

DI 20: Den Duft willkommen heißen

Lokalisierung Neben den Nasenflügeln, auf der Nasolabialfalte.

Wirkung Befreit eine verstopfte Nase und die Nebenhöhlen. Hilft bei Nasenbluten, Fließschnupfen, Niesen, Juckreiz und verquollenem Gesicht.

Hilft uns, das Wunder des Lebens anzunehmen und einzuatmen. Belebt den Geist. Öffnet uns für neue Gerüche und erweitert so unser Bewusstsein durch einen unserer wichtigsten Sinne.

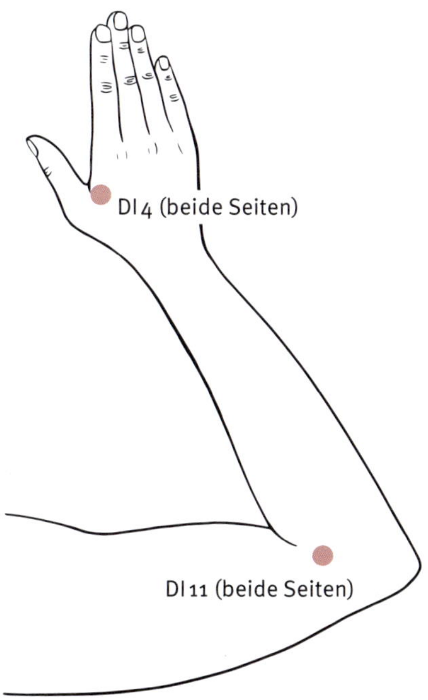

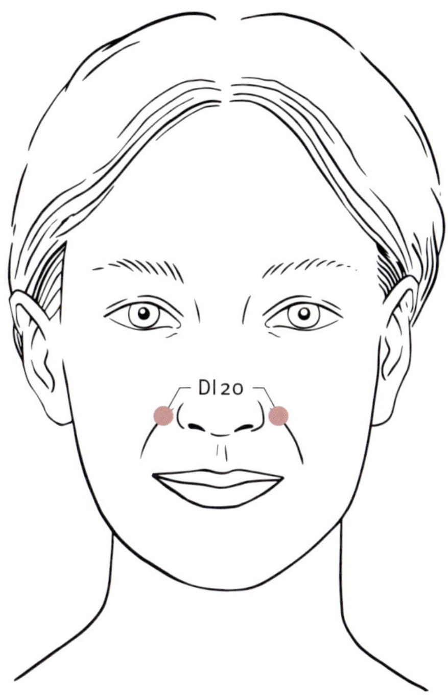

Der Lungenmeridian

Der Lungenmeridian (LU) beginnt schon in der Bauchmitte. Sein erster Punkt liegt an der Körpervorderseite unterhalb der Schulter, dann geht es weiter über die Mitte des Arms bis zur Fingerkuppe des Daumens. Die Lungen sind ganz klar für die Atmung wichtig, was aber weniger bekannt ist: Sie steuern und verbreiten die Flüssigkeit in der Atemluft. Mit jedem Einatmen verbinden wir uns mit dem Himmel und dem Geist um uns herum. Die Luft, die wir einatmen, ist der Funke, der unsere Lebensenergie entzündet.

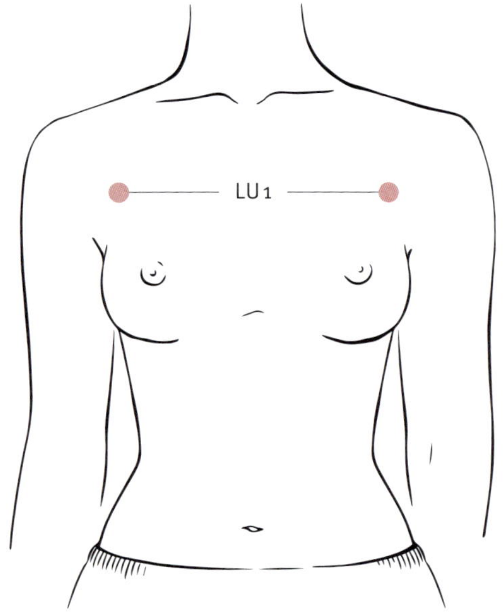

LU 1: Zentrale Residenz

Lokalisierung Um diesen Punkt zu finden, gehen Sie am besten an die Außenkante der Schlüsselbeine und von dort etwa zwei Fingerbreit nach unten.

Wirkung Reinigt die Lungen vom Schleim und lindert Husten. Wirkt bei Asthma, Schulter- und Rückenschmerzen sowie bei Kummer und unterdrückten Gefühlen.

Dieser Punkt verbindet uns mit unserem Geist. Er sorgt für Klarheit, wenn wir unser Leben und unsere Zukunft nicht zu schätzen wissen. Außerdem ist er die Verbindung zur Inspiration, denn er ist der erste Punkt auf der Lunge, der Ort, wo wir nicht nur die Luft einatmen, sondern eben auch die Inspiration, und der uns mit der Fülle der Lebensenergie verbindet.

Der Lebermeridian

Der Lebermeridian (LE) beginnt an der Außenseite der großen Zehen und führt über Beine, Hüfte, Leiste und Genitalbereich bis zum Bauch und den Rippen.

Man kann man ihn sich wie einen Baum vorstellen, dessen Wurzeln von den Füßen bis zum Oberkörper reichen. Er sorgt dafür, dass das Qi frei durch den Körper fließen kann. Hauptaufgaben der Leber sind, das Blut zu lagern, das Qi zu verbreiten, die Sehnen weich zu machen und Augen und Nägel zu unterstützen. Kommt es in der Leber zu Stauungen, können allerlei Krankheiten auftreten, zum Beispiel Menstruationsbeschwerden, Probleme mit Magen, Verdauung und den Fortpflanzungsorganen sowie auf emotionaler Ebene Enttäuschung. Auf geistiger Ebene unterstützt er Planung und Strategie, Gutmütigkeit und Mitgefühl und schafft Kreativität.

LE 3: Höchste Flut

Lokalisierung Mittig zwischen großer und zweiter Zehe auf dem Fußrücken, etwa einen Fingerbreit vom Zehenzwischenraum entfernt.

Wirkung Wirkt sehr beruhigend auf den Geist. Lindert Verkrampfungen und Muskelkrämpfe, Kopfschmerzen, Schwindel und Gleichgewichtsstörungen, Schlafprobleme und Depression. Beruhigt überstrapazierte Nerven durch zu viel Stress oder Aufregung jeglicher Art.

Er eignet sich gut bei aufbrausenden Menschen oder solchen, die sehr enttäuscht sind. Über diesen Punkt rollen wir ab, wenn wir laufen, er gibt uns Halt und Sicherheit. Auch unseren Plänen gibt er Halt und schenkt uns die Lebenskraft, sie in die Tat umzusetzen. Wenn wir mit diesem Punkt gut verwurzelt und ausgeglichen sind, können wir unser Potenzial voll ausschöpfen.

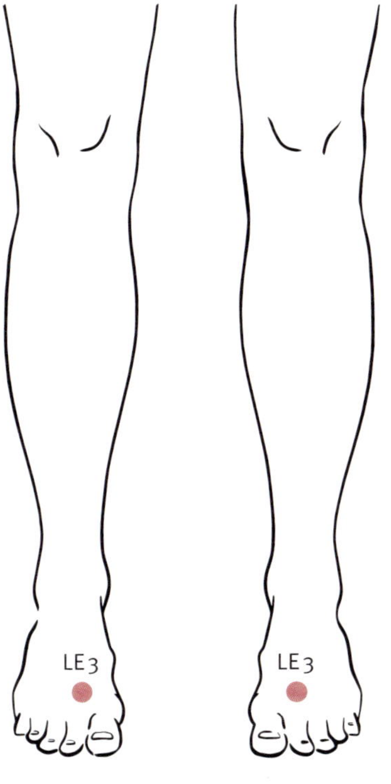

Der Perikardmeridian

Das Perikard ist der Herzbeutel, ein doppelwandiger, mit Flüssigkeit gefüllter Sack, der den Herzmuskel umgibt. In der chinesischen Medizin gilt er als der Hüter des Herzens. Er ist eine Art Bodyguard für das Herz und schützt es vor Eindringlingen, die Krankheiten auslösen können, aber auch vor tiefen emotionalen Verletzungen. Der Perikardmeridian (PE), auch Kreislaufmeridian oder Herzbeutelmeridian genannt, führt seitlich an der Brust vorbei über die Innenseite der Arme bis zur Fingerspitze des Mittelfingers.

Die Punkte auf diesem Meridian sind hilfreich bei Funktionsstörungen von Magen, Rippen, Lungen, Brust, aber vor allem auch des Geistes. Der Herzbeutel steht eng mit dem Herzen in Verbindung und sorgt für Freude, Wärme und für das bekannte Strahlen eines liebevollen Anführers.

PE 6: Innerer Pass

Lokalisierung Auf beiden Armen an der Innenseite, etwa drei Fingerbreit von der Handgelenksfalte entfernt.

Wirkung Der wichtigste Punkt zur Linderung aller Arten von Übelkeit, seien sie durch Reisekrankheit, Verdauungsbeschwerden oder verdorbene Lebensmittel ausgelöst. Lindert auch schwangerschaftsbedingte Übelkeit und Erbrechen, vermindert Übelkeit und Erbrechen nach Operationen. Wirkt gegen

Herzschmerzen und -schock, Herzrasen und Schwindel. Sehr hilfreich bei Angst, Depression, Vergesslichkeit, Schlafproblemen, Traurigkeit, Panik, Erschöpfung und Reizbarkeit. Kann auch gut bei Karpaltunnelsyndrom und Schmerzen in Ellbogen und Schultern genutzt werden.

Dieser Punkt ermöglicht uns auch eine angemessene Kommunikation, indem wir weder zu verschlossen, noch zu offen und verletzbar sind. Er schenkt uns die Einsicht, was und wen wir an uns heranlassen und wie nah. Ein sehr guter Punkt für Menschen, die Schwierigkeiten damit haben, Grenzen zu setzen und ihre Grenzen zu wahren.

Der Kreuzbeinbereich

Im Kreuzbeinbereich liegen vier Druckpunkte, die mit dem Blasenmeridian verbunden sind. Bei einer Akupressur ist es aber besser, nicht nur die einzelnen Punkte zu behandeln, sondern den gesamten Kreuzbeinbereich zu massieren.

Lokalisierung Im unteren Rücken, um den unteren Bereich der Wirbelsäule herum.

Wirkung Hilft bei Hüftschmerzen, einer steifen Wirbelsäule, bei Beschwerden der Fortpflanzungsorgane, Hämorrhoiden, Harnverhalten, Schmerzen oder Schwierigkeiten beim Wasserlassen, Verstopfung, Impotenz, Kreuzbeinschmerzen und Schmerzen und Krämpfen während der Menstruation.

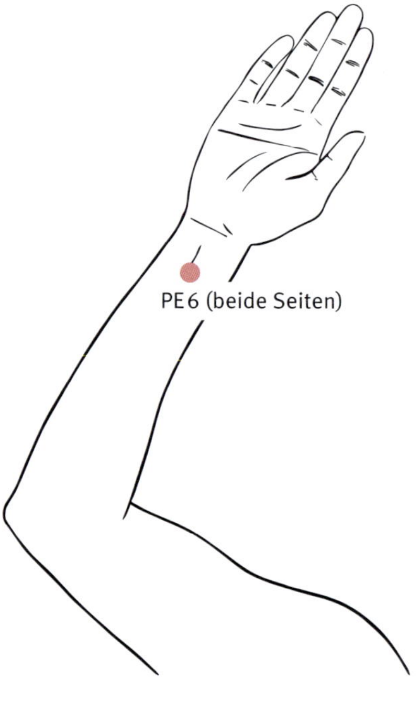

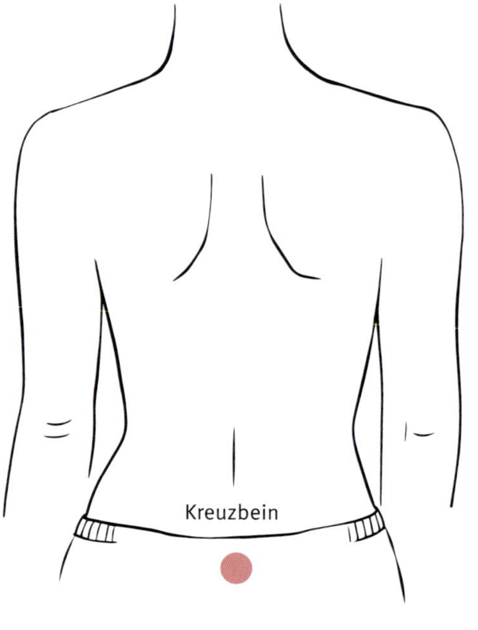

Shen Men

Lokalisierung An beiden Ohren, an der Spitze der dreieckigen Vertiefung Fossa triangularis.

Wirkung Dies ist einer der wichtigsten Punkte am Ohr und hilft bei zahlreichen Beschwerden. Shen Men ist bekannt dafür, äußerst wirksam gegen Schmerzen, Stress, Süchte und Entzündungen zu sein.

Außerdem zentriert er, unterstützt die Selbstwahrnehmung und verbindet uns mit unserer Wahrheit, sorgt für (Lebens-)Freude, Gelassenheit und hilft uns, unser wahres Ich wertzuschätzen.

Si Shen Cong: Vier zur Schärfung der Geisteskraft

Lokalisierung Hier handelt es sich um vier Druckpunkte, die diamantförmig um den höchsten Punkt des Kopfes angeordnet sind.

Wirkung Dieser Punkt ist auch als »Punkt der Lernenden« bekannt und unterstützt hervorragend das Gehirn und Erinnerungsvermögen. Außerdem werden Kopfschmerzen, Schwindel und Schlafprobleme gelindert.

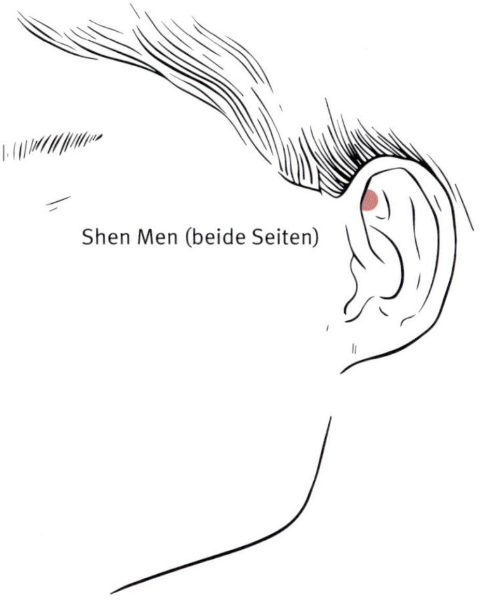

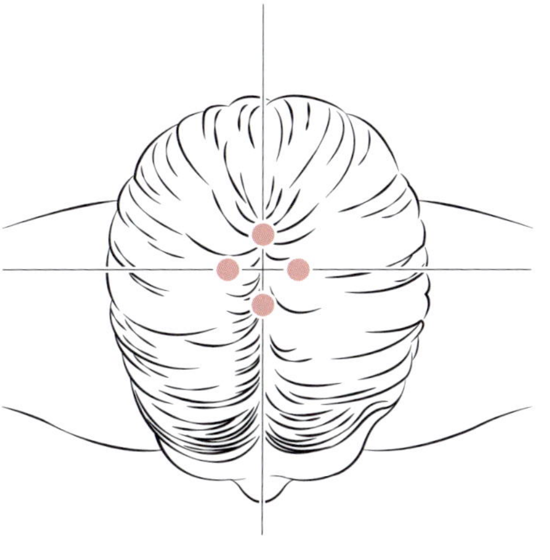

Der Dünndarmmeridian

Der Dünndarmmeridian (DÜ) beginnt am äußeren Nagelwinkel der kleinen Finger und läuft über Arme, Schultern, Nacken, Wangen bis zum Ohr. Er wirkt hervorragend gegen Nackenverspannungen, senkt Fieber und hilft gegen Schmerzen im Arm, in Schultern, Nacken und Gesicht.

In den Dünndarm gelangt der Nahrungsbrei, nachdem er den Magen passiert hat. Hier wird er weiterverarbeitet, Nährstoffe werden aufgenommen. Er trennt die nützlichen von den unnützen Stoffen, was metaphorisch dafür steht, dass er uns dabei hilft zu erkennen, was gut und nützlich für uns ist und was schlecht und schädlich. Ist der Dünndarm im Gleichgewicht, unterstützt er uns dabei, Probleme und Konflikte zu lösen, ist er aber aus dem Lot geraten, sind wir durcheinander, zerstreut und können schlecht mit unseren Gedanken und Gefühlen umgehen.

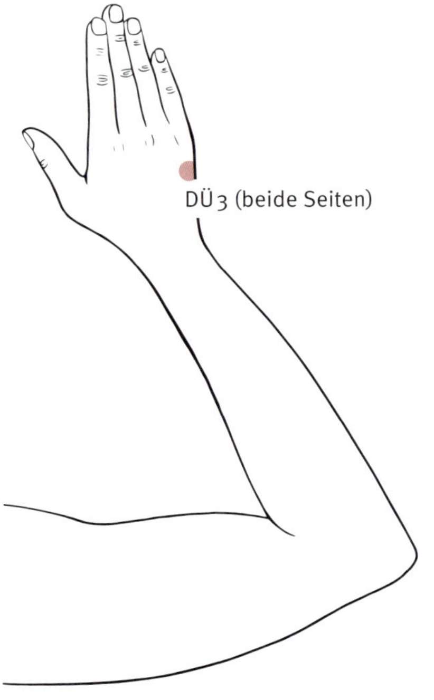

DÜ 3: Hinterer Fluss

Lokalisierung An der Außenseite beider Hände, etwa in der Mitte. Der weiche Bereich, der auch als »Karateschlagstelle« bekannt ist.

Wirkung Hilft bei Schmerzen und Steifheit in Nacken und Schultern sowie bei Rückenschmerzen im Bereich der Wirbelsäule. Lindert Frösteln, Fieber, Halsschmerzen, Muskelzucken, Zittern, Kopfschmerzen im Bereich Hinterkopf und Scheitel und Taubheit in den Fingern.

Klärt den Geist und hilft uns dabei, uns Entscheidungen zu stellen und Alternativen zu finden. Bildhaft gesprochen unterstützt er unser »Rückgrat« und stärkt uns dabei, entschlossen, klar und mit Überzeugung zu handeln. Er hilft auch bei der Findung neuer Ideen und beim Wachstum, nachdem man eine Weile auf der Stelle getreten ist.

Der Dreifache Erwärmer (Sanjiao-Meridian)

Die westliche Medizin kennt kein Organ, das dem San Jiao entspricht. Man kann es jedoch in etwa mit dem endokrinen System vergleichen. Der Dreifache Erwärmer (3E) beginnt jeweils am Ringfinger und führt über den Handrücken, die Arme, Schultern und Nacken bis zum Ohr. In der chinesischen Medizin reguliert er die Körpertemperatur, senkt Fieber, stärkt das Immunsystem und hilft bei Schmerzen in Kopf, Herz und Ohren.

Ist er aus dem Gleichgewicht geraten, wird man verschlossen und abwehrend, lässt keine Wärme herein oder heraus zu anderen Menschen. Ist der Dreifache Erwärmer im Gleichgewicht, unterstützt er eine authentische, echte Kommunikation und unsere gesunden Grenzen. Wir gelangen zu emotionaler Gelassenheit und führen harmonische, respektvolle Beziehungen.

3E 5: Äußerer Pass

Lokalisierung Auf der Oberseite des Unterarms, etwa drei Fingerbreit von der Handgelenkfalte entfernt.

Wirkung Hilft bei Kopfschmerzen, Fieber, Schmerzen in Wangen, Kiefer und Kiefergelenk. Dieser Punkt steht mit den Ohren in Verbindung und wird auch bei Taubheit, Ohrgeräuschen, dem Gefühl, das Ohr sei verstopft, Ohrenschmerzen und Schmerzen hinter den Ohren genutzt. Ebenso wirkt er bei regional begrenzten Schmerzen in der Hand, Gicht und Zittern der Hände.

Zusammen mit dem Druckpunkt PE 6 sorgt er für eine ausgewogene, angemessene Kommunikation. Wenn wir zu erschöpft sind, um auf andere zuzugehen, kann er uns dabei unterstützen, mit einzelnen Menschen und Gruppen mit einer guten Mischung aus Begeisterung und Reserviertheit zurechtzukommen. Ein guter Druckpunkt für Menschen, die Schwierigkeiten mit Beziehungen haben.

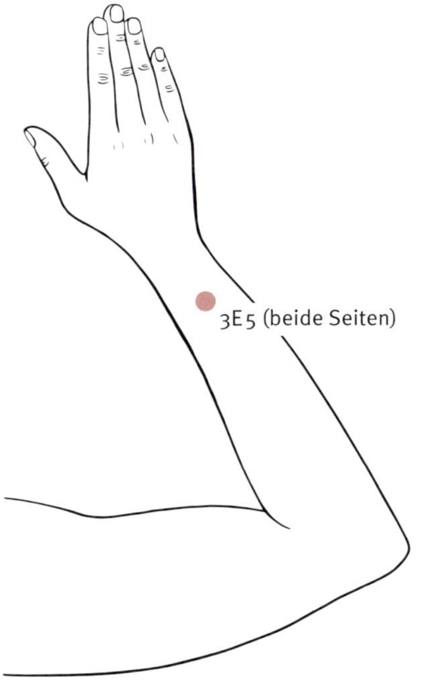

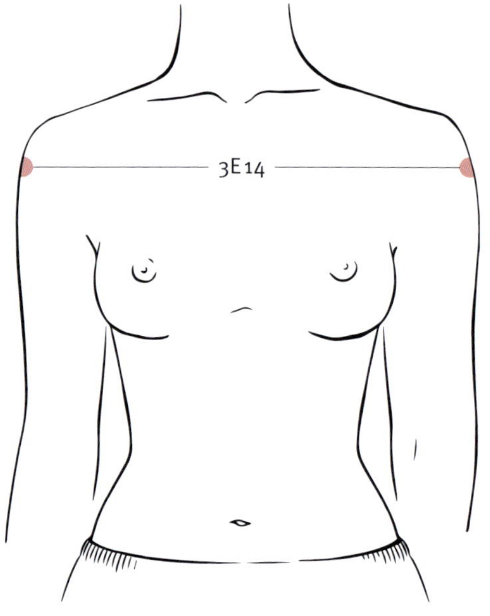

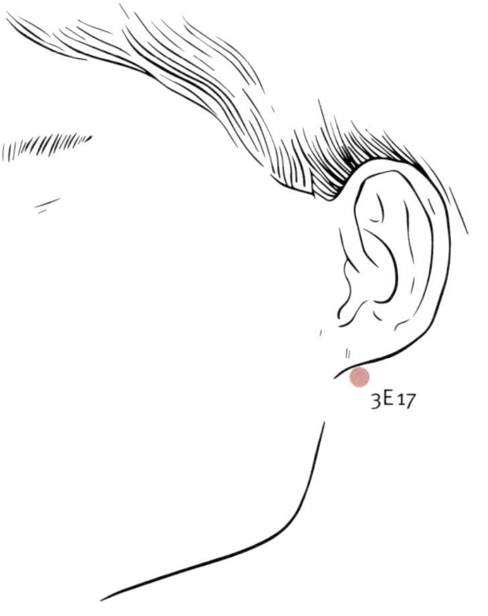

3E 14: Kellerloch der Schulter

Lokalisierung Auf beiden Oberarmen, von der Schulter nach unten, etwa eine Daumenbreite in Richtung Rücken.

Wirkung Lindert Schulterschmerzen, arthritische Beschwerden, Lähmungserscheinungen und sorgt dafür, dass wir den Arm wieder anheben können.

3E 17: Windschild

Lokalisierung Auf beiden Seiten des Kopfes zwischen Ohrläppchen und Kiefergelenk.

Wirkung Dieser Punkt hilft bei zahlreichen Ohrenleiden: Tinnitus, Taubheit, aber auch Zahnschmerzen und Gesichtslähmung.

Wenn der Wind zu stark ist, kann es zum Ungleichgewicht im Körper kommen. Dieser Punkt wirkt wie ein Schutzschild gegen den Wind und lindert Kopfschmerzen.

Der Milz-Pankreas-Meridian

Der Milz-Pankreas-Meridian (MP) beginnt an den großen Zehen und führt über die Innenseite der Knöchel und die Innenseite der Beine über die Hüften bis zu den Flanken. Die Milz wandelt die Nährstoffe um und transportiert sie weiter, somit hilft sie im weiteren Sinn der Verdauung. Aus den Nährstoffen stellt sie Blut her und lagert es, um damit die Muskeln und den ganzen Körper zu versorgen.

Aufgrund des Verlaufs dieses Meridians können die Druckpunkte bei Beschwerden im Darm, Unterleib und bei Menstruationsbeschwerden genutzt werden. Da die Milz Blut herstellt, stärken die Punkte das Qi und liefern dem Körper und dem Gehirn Energie.

Milz und Magen stehen für Mutter Erde und nähren Körper und Geist. Die Milz stellt Nährstoffe zur Verfügung, weshalb wir uns genährt und geliebt fühlen, wenn wir die Druckpunkte entlang dieses Meridians behandeln. Steht zu wenig Nahrung zur Verfügung, schaltet unser Körper automatisch in den Überlebensmodus, und es kann passieren, dass wir unsicher werden und in Selbstmitleid verfallen.

MP 1: Verborgenes Weißes

Lokalisierung An beiden Füßen auf der Außenseite der großen Zehen, direkt am Nagelwinkel.

Wirkung Hilft bei Blutungen jeglicher Art im gesamten Körper, besonders aber bei uterinen Blutungen und Nasenbluten. Außerdem auch wenn man schlecht träumt, bei psychischen Störungen, Krämpfen, Durchfall, Ruhr, PMS, Angsterscheinungen bei Kindern, Müdigkeit, kindlichen Wutanfällen, Hyperaktivität, Arthrose und Panikattacken.

MP 3: Großes Weiß

Lokalisierung Auf der Innenkante der Füße, in der Vertiefung hinter dem Knochen der großen Zehen.

Wirkung Hilft bei Müdigkeit, Lethargie, Schlafproblemen aufgrund von Sorgen, Gedächtnisschwierigkeiten, Verstopfung, Durchfall und Bauchschmerzen. Die Milz gewinnt die Nährstoffe aus der Nahrung und stellt sie dem ganzen Körper zur Verfügung. Arbeitet sie nicht mehr richtig, hat das gesundheitliche Auswirkungen. Dieser Punkt wirkt wie ein Energielager. Er verbessert auch das Gedächtnis und lässt uns wieder klar denken.

MP 4: Enkel des Herzogs

Lokalisierung An der Innenkante beider Füße. Fahren Sie mit Ihrem Finger über den Mittelfußknochen, an der Wölbung des Fußes entlang Richtung Ferse, bis Sie die erste Erhöhung spüren, die etwa in der Mitte der Wölbung liegt.

Wirkung Stärkt die Milz und hilft bei Bauchschmerzen, Durchfall und Übelkeit. Hilft bei einem unregelmäßigen Zyklus, chronischer Müdigkeit und einer schwachen Verdauung.

Dieser Punkt ist gut für Menschen, die sich selbst bedauern und sich vom Leben überrollt fühlen. Er kann uns eine neue Sicht auf die vor uns liegenden Möglichkeiten schenken und zu mehr Dankbarkeit verhelfen.

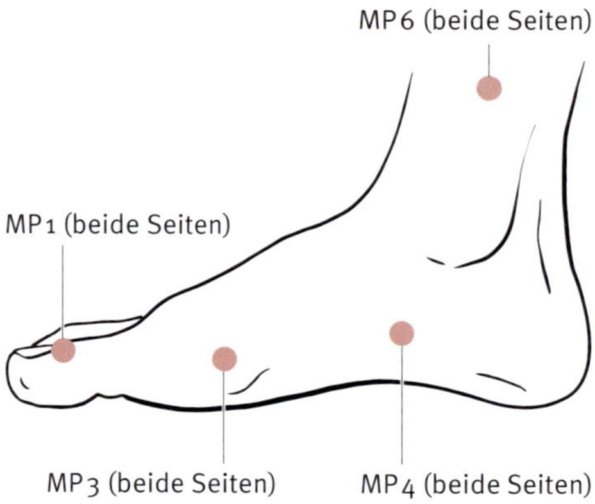
MP6 (beide Seiten)
MP1 (beide Seiten)
MP3 (beide Seiten)
MP4 (beide Seiten)

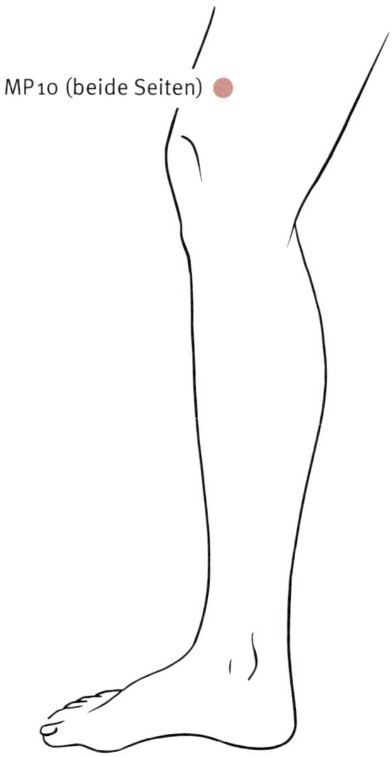
MP10 (beide Seiten)

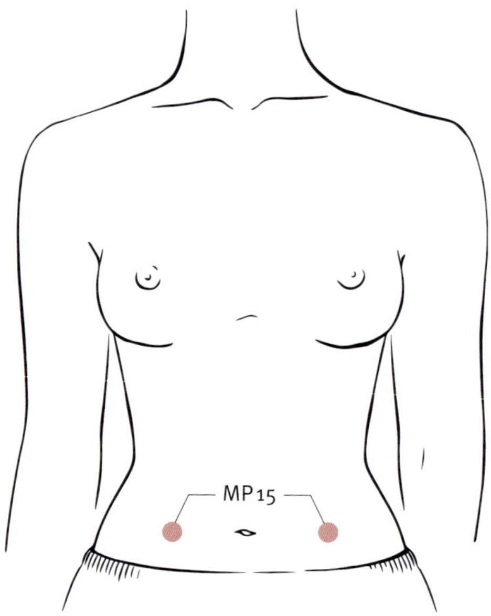
MP15

MP 6: Zusammentreffen der drei Yin-Meridiane

Lokalisierung An der Innenseite beider Unterschenkel, drei Fingerbreit über dem Knöchel, hinter dem Schienbein.

Wirkung Hilft bei Harnverhalten, Durchfall, Menstruationskrämpfen und Diabetes. Reguliert den Zyklus und harmonisiert das Fortpflanzungssystem. Der Punkt beruhigt uns, wenn wir aufgewühlt oder verzweifelt sind. Auch wenn wir uns schwach und müde fühlen oder voller Sorgen sind, ist er ein nützlicher Punkt. Er unterstützt das Verdauungssystem, hilft bei Appetitlosigkeit und senkt die Feuchtigkeit im Körper.

Bringt unsere Energie zum Schwingen, die uns mit Qi versorgt, damit wir zufrieden und zuversichtlich sein können.

MP 10: Meer des Blutes

Lokalisierung Beugen Sie die Knie. Sie finden den Punkt an der Oberschenkelinnenseite, zwei Daumenbreit über der Kniescheibe.

Wirkung Hilft bei jeglichen Menstruationsbeschwerden (daher rührt auch der Name dieses Druckpunktes). Wirkt bei unregelmäßigem Zyklus, verspäteter und schmerzhafter Periode mit Blutklümpchen. Dieser Punkt ist auch hilfreich bei verschiedenen Hautproblemen wie Nesselsucht, Ekzemen und Wundrose.

Nach einem hohen Blutverlust, zum Beispiel durch die Menstruation, belebt dieser Punkt und schenkt Wärme, Ruhe und Erneuerung.

MP 15: Großer horizontaler Pinselstreich

Lokalisierung Vier Fingerbreit rechts und links neben dem Bauchnabel.

Wirkung Kräftigt die Milz, lässt das Qi in den Darm fließen und hilft bei Blähungen und Koliken. Unterstützt die Funktion des Dickdarms und stärkt die Gliedmaßen.

Bei einem schwachen Milz-Qi fühlen wir uns so erschöpft, dass wir gar nichts mehr tun können und uns vielleicht sogar krank fühlen. Dieser Punkt unterstützt das Milz-Qi und lässt uns Kummer loslassen, um mit neuem Elan weiterzumachen.

Der Magenmeridian

Der Magenmeridian (MA) beginnt unter der Augenhöhle, führt über das Gesicht, den Bauch und Oberkörper nach unten und von dort über die Außenseite der Beine bis zur zweiten Zehe. Dieser lange Meridian, der über die gesamte Körpervorderseite führt, kann für Beschwerden an fast allen Organen und Körperstellen genutzt werden. Der Magen nimmt die Nahrung auf und spaltet sie, damit die weiteren Organe die Verdauung fortführen können. Die Druckpunkte auf dem Magenmeridian helfen bei allen Verdauungsbeschwerden, aber auch bei Problemen mit den Augen, Ohren, dem Gesicht und dem Hals. Seine nährende Kraft stärkt das Qi und den Geist.

Wie auch die Milz, so nährt der Magen. Ist er gefüllt und stark, können wir Körper, Geist und Seele im Einklang halten. Sind wir gut genährt, können wir gefestigt und zuversichtlich in die Zukunft blicken. Ist der Magen aus dem Gleichgewicht geraten, verlieren wir die Verbindung zu Mutter Erde und unserer Nahrung, wir werden instabil und betrübt, es fällt uns schwer, mit unserem Leben zurechtzukommen.

MA 3: Großer Wangenknochen

Lokalisierung Im Gesicht, direkt unter den Augen am unteren Ende der Wangenknochen.

Wirkung Hilft bei Nasenbluten, Zahnschmerzen, Augenzucken und geschwollenen Lippen und Wangen.

MA 6: Kieferkutsche

Lokalisierung Auf beiden Wangen am Kiefergelenk, etwa einen Daumenbreit in Richtung Nase.

Wirkung Hilft bei Zahnschmerzen, Mumps, Kieferklemme und Schmerzen im Kiefergelenk.

MA 7: Unteres Tor

Lokalisierung Am unteren Ende der Wangenknochen, etwa einen Daumenbreit vom Ohr entfernt.

Wirkung Wirkt bei Tinnitus, Ohrenentzündungen, Zahnschmerzen, Gesichtslähmung sowie Schmerzen im Gesicht und im Kiefergelenk.

MA 21: Balkentor

Lokalisierung Drei Querfinger rechts und links der Mittellinie am Bauch, genau zwischen dem unteren Ende des Brustbeins und dem Bauchnabel.

Wirkung Lindert Übelkeit, Magenschmerzen, Blähungen und Magenverstimmung. Stoppt Erbrechen. Unterstützt uns in Phasen des Übergangs, wenn wir Körper, Geist und Seele nicht so ganz in Einklang bringen können, zerstreut und nervös sind. Dieser Punkt hilft uns, mit dem Prozess mitzuschwingen und die Harmonie nach einem erfolgreichen Abschluss zu verspüren.

MA 25: Himmlischer Drehpunkt

Lokalisierung Drei Querfinger rechts und links des Bauchnabels.

Wirkung Hilft bei Verstopfung, Durchfall, Bauchschmerzen, Blähungen, Koliken und unregelmäßigem Zyklus.

Ein guter Punkt für Übergangsphasen, um zentriert, gefestigt und geerdet zu bleiben. Auch bei PMS bewährt, wenn Energie und Gefühle Achterbahn fahren.

MA 36: Drei Meilen am Bein

Lokalisierung An beiden Beinen, vier Fingerbreit unter der Kniescheibe, einen Fingerbreit neben dem Schienbein. Sie sind an der richtigen Stelle, wenn sich der dortige Muskelstrang anspannt und entspannt, wenn Sie den Fuß flexen.

Wirkung Belebt und erfrischt. Der wichtigste Punkt, um Müdigkeit zu vertreiben, das Immunsystem zu stärken und sich Ziele zu setzen. Außerdem hilfreich bei zahlreichen Verdauungsbeschwerden wie Verstopfung, Durchfall und einem verdorbenen Magen. Das ist einer der wichtigsten und beliebtesten Druckpunkte überhaupt, der oft angewendet wird.

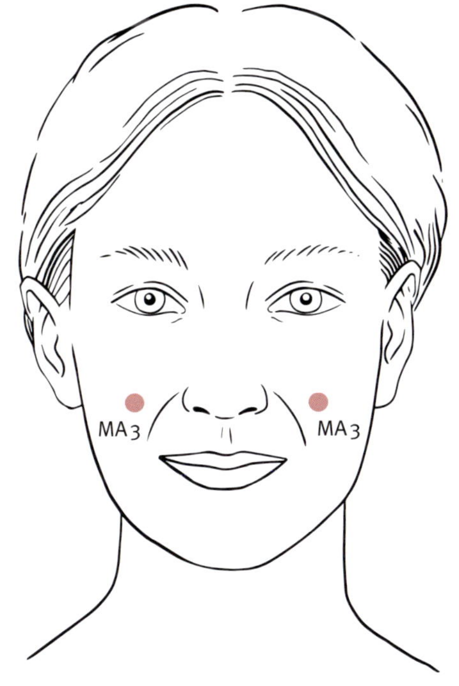
MA3
MA3

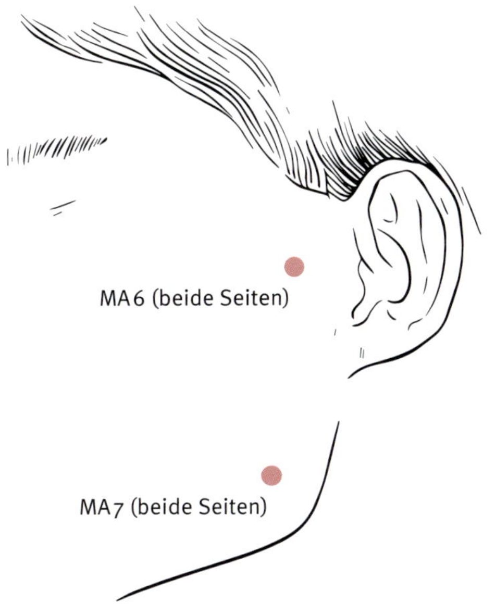
MA6 (beide Seiten)
MA7 (beide Seiten)

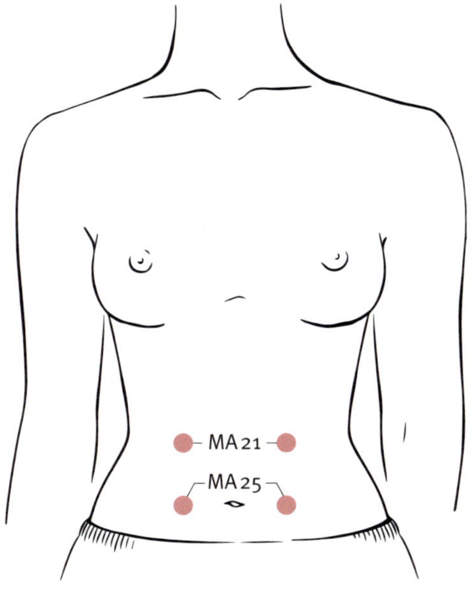
MA21
MA25

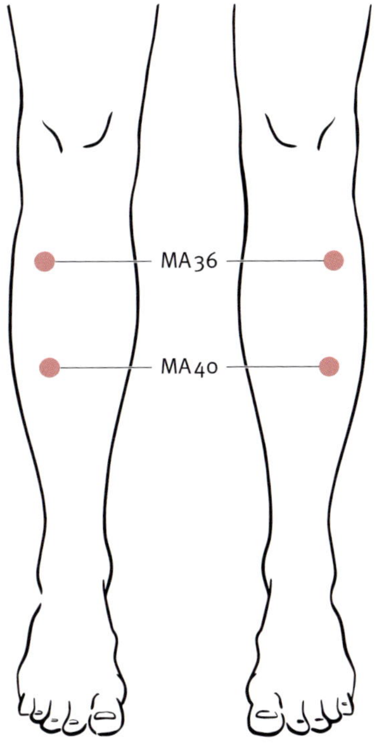
MA36
MA40

MA 40: Üppig

Lokalisierung An der Außenseite beider Unterschenkel, etwa mittig zwischen Knie und Knöchel.

Wirkung Hilft bei Husten, übermäßiger Schleimbildung, Asthma und Kopfschmerzen. Wirkt außerdem bei Übelkeit, Angst, Erschöpfung und Chaos im Kopf. Stärkt bei schwacher Muskulatur und Lähmungserscheinung im Unterschenkel. Hilft bei Soor und Pilzinfektionen durch Feuchtigkeit.

Übermäßige »Feuchtigkeit« im Körper kann zu einem benebelten Kopf, Lethargie, Depression und Verwirrtheit führen.

Wenn wir das Gefühl haben, es geht nicht weiter, und perspektivlos sind, schenkt uns dieser Punkt einen Blick auf die Fülle des Universums und stellt unsere Antenne auf Empfang ein.

Tai Yang: Höchstes Yang

Lokalisierung Etwa einen Daumenbreit neben den äußeren Augenwinkeln.

Wirkung Lindert Kopfschmerzen, Migräne, Benommenheit, Zahnschmerzen, gerötete Augen und Erkältungsbeschwerden. Kann unterstützend zur Behandlung von Gesichtslähmung genutzt werden. Erweitert unsere gewohnte Perspektive, um die Chancen zu erkennen, die unser Geist ermöglicht.

Yin Tang: Das dritte Auge

Lokalisierung Genau zwischen den Augenbrauen.

Wirkung Beruhigt den schwatzhaften Geist. Steht mit dem sechsten Chakra und der Zirbeldrüse in Verbindung und zeigt uns Perspektiven auf, um neue Möglichkeiten und Lösungen zu finden.

Lindert Depression und hilft bei emotionalem Ungleichgewicht.

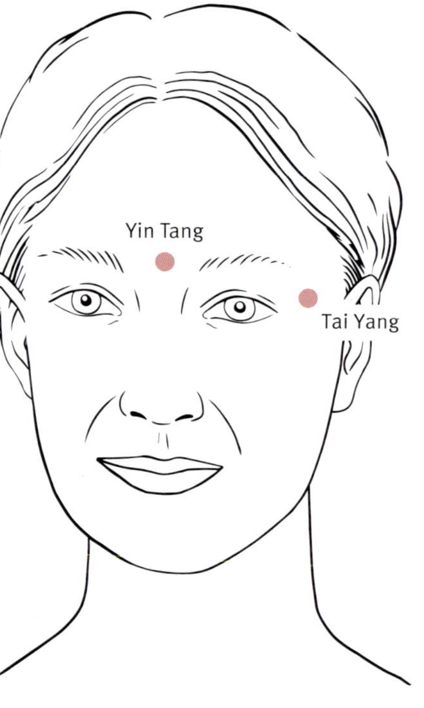

Service

Literaturverzeichnis

Abe, Shigeru, Sato, Yuichi Inoue, Shigeharu et al.: **Anti-Candida Albicans Activity of Essential Oils Including Lemongrass (Cymbopogon citratus) Oil and Its Component, Citral.** Nippon Ishinkin Gakkai Zasshi 44, no. 4 (2003): 285–91. doi:10.3314/jjmm.44.285

Anxiety and Depression Association of America (ADAA): **Generalized Anxiety Disorder (GAD)**. Accessed November 02, 2018, https://adaa.org/understanding-anxiety/generalized-anxiety-disorder-gad

Axe, Josh: **Textbook of The Essential Oil Institute**. Nashville, TN: self-published book, 2016

Axe, Josh: **Essential Oils Guide. Best Essential Oils**. Dr. Axe. April 23, 2018. Accessed November 02, 2018, https://draxe.com/essential-oils-guide

Bigley, G. Kim: **Headache**. Clinical Methods: The History, Physical, and Laboratory Examinations. 3rd Edition. January 01, 1990. Accessed November 02, 2018. https://www.ncbi.nlm.nih.gov/books/NBK377

Bozhilova, Mariam: **Difference Between Acute Inflammation and Chronic Inflammation.** May 2018. http://www.differencebetween.net/science/health/difference-between-acute-inflammation-and-chronic-inflammation

Coker, Timothy J. and Dierfeldt, Daniel M.: **Acute Bacterial Prostatitis: Diagnosis and Management.** Ehrling Bergquist Family Medicine Residency Program, Offutt Air Force Base, Nebraska. Am Fam Physician, 2016, January 15; 93(2): 114–120

Crookston, Bevonne Birch: **The Benefits of Essential Oils and How to Use Them**. Kindle Edition 2018

Delves, Peter J.: **Allergic and Other Hypersensitivity Disorders**. Porter, Robert S. Merck Manual, 19th edition, 2011: 1108–1118

Delves, Peter J.: **Components of the Immune System**. Porter, Robert S. Merck Manual. 19th edition, 2011: 1078–1086

DeWitt, David: **Text Neck Treatment and Prevention**. Spine-health. Accessed November 02, 2018, https://www.spine-health.com/conditions/neck-pain/text-neck-treatment-and-prevention

Dharmananda, Subhuti: **Chinese Herbal Treatment for Attention Deficit Disorder.** Accessed November 02, 2018, http://www.itmonline.org/arts/add.htm

DoTerra (Hrsg.): **The Essential Life**. Jackson, Wyoming: Total Wellness Publishing 2015

Douglas, L. Julia: **Candida Biofilms and Their Role in Infection**. Trends in Microbiology 11, no. 1 (2003): 30–36. doi:10.1016/s0966–842x(02)00002–1

Enlighten Alternative Healing (Hrsg.), **Emotions and Essential Oils**. American Fork, UT: Enlighten Alternative Healing, LLC 2014

Fernández-De-Las-Peñas, César, Fernández-Mayoralas, Daniel M., Ortega-Santiago, Ricardo et al.: **Referred Pain from Myofascial Trigger Points in Head and Neck–shoulder Muscles Reproduces Head Pain Features in Children with Chronic Tension Type Headache**. The Journal of Headache and Pain 12, no. 1 (2011): 35–43. doi:10.1007/s10194–011–0316–6

Flaws, Bob and Sionneau, Philippe. **The Treatment of Modern Western Medical Diseases with Chinese Medicine**. Boulder, CO: Blue Poppy Press 2009

Frank, Michelle: **ADHD: The Facts**. ADDA – Attention Deficit Disorder Association. Accessed November 02, 2018, https://add.org/adhd-facts

Fredman, Gabrielle, Li, Yongsheng, Dalli, Jesmond et al.: **Self-Limited versus Delayed Resolution of Acute Inflammation: Temporal Regulation of Pro-Resolving Mediators and MicroRNA**. Scientific Reports, 2(1), 2012

Gach, Michael Reed. **Acupressure's Potent Points: A Guide to Self-Care for Common Ailments.** New York: Bantam Books 1990

Gates, Donna: **2 Essential Oils That Combat Candida!** All Body Ecology Articles. May 2018. Accessed November 02, 2018, https://bodyecology.com/articles/2-essential-oils-that-combat-candida

Griest, Hohn H. and Jefferson James W.: **Anxiety Disorders**. Porter, Robert S. Merck Manual. 19th edition, 2011: 1493–1495

Holmes, Peter: **Aromatica: A Clinical Guide to Essential Oil Therapeutics**. London: Singing Dragon 2016

Jarrett, Lonny S.: **The Clinical Practice of Chinese Medicine**. Stockbridge MA: Spirit Path Press 2003

Jones, B.: **How Humans Interact**. Journal of Human Interaction 2006, 34(4): 56–60

Kecskes, Alex A.: **TCM Approaches to Relieve Arthritis**. Pacific College. October 9, 2014, Accessed November 02, 2018, https://www.pacificcollege.edu/news/blog/2014/10/19/tcm-approaches-to-relieve-arthritis

Lawless, Julia: **The Illustrated Encyclopedia of Essential Oils**. Rockport, MA: Element Books 1995, 58–67

Lee, Haeok, Kim, Sun S., Kwang Soo You, Wanju Park et al.: **Asian Flushing: Genetic and Sociocultural Factors of Alcoholism Among East Asians**. Gastroenterology Nursing 37, no. 5 (2014): 327–36. doi:10.1097/sga.0000000000000062

Li, Shiyou: **Chemical Composition and Product Quality Control of Turmeric (Curcuma Longa L.).** Pharmaceutical Crops 5, no. 1 (2011): 28–54. doi:10.2174/2210290601102010028

Maciocia, Giovanni: **The Foundations of Chinese Medicine.** Nanjing: Harcourt Publishers Limited, 1989

Mandal, Ananya: **Acupuncture History.** News Medical Life Sciences. Accessed July 01, 2018, https://www.news-medical.net/health/Acupuncture-History.aspx

Mayo Clinic: **Diarrhea Symptoms and Causes.** Accessed August 01, 2018. https://www.mayoclinic.org/diseases-conditions/diarrhea/symptoms-causes/syc-20352241

Michah, Abraham: **Anxiety and the Brain: An Introduction.** Accessed November 02, 2018, https://www.calmclinic.com/anxiety/anxiety-brain

Miles, Otesa: **Types of Headaches.** Migrane.com. September 2014. Accessed June 01, 2018, https://migraine.com/headache-types

Mohd, Sajjad Ahmad Khan and Iqbal Ahmad: **Biofilm Inhibition by Cymbopogon citratus and Syzygium aromaticum Essential Oils in the Strains of Candida albicans.** Journal of Ethnopharmacology, 27 Mar 2012; 140 (2): 416–423. doi: 10.1016/j.jep.2012.01.045

Mojay, Gabriel: **Aromatherapy for Healing the Spirit.** Rochester, VT: Healing Arts Press 1997: 52–183

National Heart, Lung, and Blood Institute: **Insomnia.** Accessed May 01, 2018, https://www.nhlbi.nih.gov/health-topics/insomnia#

NCBI: **What is an Inflammation?** PubMedHealth, accessed April 01, 2018, https://www.ncbi.nlm.nih.gov/pubmedhealth/PMH0072482

NIAAA: **Alcohol Alert.** Pubs.niaaa.hig.gov, accessed April 01, 2018, https://pubs.niaaa.nih.gov/publications/AA72/AA72.htm

Nickel, J. C.: **Prostatitis.** Canadian Urological Association Journal 2011, 5(5), 306–315

Nickel, J. C. and Touma, N.: **α-Blockers for the Treatment of Chronic Prostatitis/Chronic Pelvic Pain Syndrome: An Update on Current Clinical Evidence.** Reviews in Urology, 14(3–4), 56–64

NIH.gov.: **What is Brain Health?** Brainhealth.nia.nih.gov., accessed June 01, 2018. https://brainhealth.nia.nih.gov/the-changing-brain

Office on Women's Health: **Anxiety Disorders.** WomesHealth.gov., accessed March 01, 2018, https://www.womenshealth.gov/mental-health/mental-health-conditions/anxiety-disorders

Pinkerton, Joann V.: **Menopause – Gynecology and Obstetrics.** Merck Manuals Professional Edition, accessed November 02, 2018, https://www.merckmanuals.com/professional/gynecology-and-obstetrics/menopause/menopause

Prat, G., Adan, A., Sánchez-Turet, M.: **Alcohol hangover: a critical review of explanatory factors.** Human Psychopharmacology, June 2009, 24 (4): 259–67. doi:10.1002/hup.1023.PMID 19347842

Prostatitis.net: **Causes of Prostatitis.** June 2018, https://www.prostatitis.org/causes.html

Rees, J., Abrahams, M., Doble, A. et al. & the Prostatitis Expert Reference Group (PERG): (2015). **Diagnosis and Treatment of Chronic Bacterial Prostatitis and Chronic Prostatitis/Chronic Pelvic Pain Syndrome: A Consensus Guideline.** BJU International 2015, 116(4), 509–525

Schnaubelt, Kurt (ed): **Essential Oils and Cancer.** Proceedings of the 4th Aromatherapy Conference on the Therapeutic Uses of Essential Oils and Cancer. San Francisco, November 10–12, 2000

Soloway, Rose Ann Gould: **Essential Oils, Poisonous when Misused.** Accessed July 01, 2018, https://www.poison.org/articles/2014-jun/essential-oils

Swift, Robert and Davidson, Dena: **Alcohol Hangover – National Institutes of Health.** Niaaa.nih.gov. Accessed November 2, 2018, https://pubs.niaaa.nih.gov/publications/arh22-1/54-60.pdf

Tisserand, Robert: **Robert Tisserand Interviewed on Ingestion, Dilution and Other Safety Issues.** August 09, 2015, accessed November 03, 2018. https://roberttisserand.com/2015/08/robert-tisserand-interviewed-on-ingestion-dilution-and-other-safety-issues

Tisserand, Robert: **Tea-tree-oil-bio_lm-blog.** Accessed May 01, 2018, https://roberttisserand.com/2012/10/tea-tree-oil-biofilm

UCLA Center for East-West Medicine: **Acupressure for Headache or Neck and Shoulder Tension.** Explore Integrative Medicine. Accessed November 02, 2018, https://exploreim.ucla.edu/self-care/acupressure-for-headache-or-neck-and-shoulder-tension

Yongping, Sun: **Anxiety, Panic Attack. With 30 Years Clinic Experience to Treat Anxiety and Panic Attack!** Accessed November 02, 2018, http://www.aacupunctureclinics.com/anxiety1.html

Yongping, Sun: **Menstrual Complaints and Abnormal Periods. Treat Abnormal Periods Naturally with 30 Years Clinic Experience.** Accessed November 02, 2018, http://www.aacupunctureclinics.com/menstruation.html

Tse, Rose: **Examination and diagnosis of headaches.** Accessed July 01, 2018, http://www.shen-nong.com/eng/exam/headaches_tcm_views.html

Tyagi, A.K. and Malik, A.: **Liquid and vapour-phase antifungal activities of selected essential oils against Candida albicans: Microscopic observations and chemical characterization of Cymbopogon citratus.** BMC Complementary and Alternative Medicine 2010, 10:65. doi:10.1186/1472-6882-10-65

Veltheim, John: **The Penetrating Meridian Chong Mai.** Bodytalksystem.com, accessed July 01, 2018, https://www.bodytalksystem.com/learn/news/article.cfm?id=761

Voss, Patrice et al.: **Dynamic Brains and the Changing Rules of Neuroplasticity: Implications for Learning and Recovery.** Accessed May 3, 2018, https://www.frontiersin.org/articles/10.3389/fpsyg.2017.01657/full

Worwood, Valerie Ann: **The Complete Book of Essential Oils and Aromatherapy.** Novato: New World Library 2012

Yoo, J., Odar, Grace and Alan Y.: **Handbook of Asian American Health.** New York, NY: Springer 2015

Young Living Blog: **The Lavender Life. Photosensitive Essential Oils Summer Safety Tips.** Accessed July 01, 2018, https://www.youngliving.com/blog/photosensitive-essential-oils-summer-safety-tips

Zielinski, Eric: **Is Ingesting Essential Oils Safe?** Truthaboutcancer.com, accessed June 01, 2018, https://thetruthaboutcancer.com/ingesting-essential-oils

Literaturempfehlungen

Crookston, Bevonne Birch: **The Healing Power of Essential Oils.** CreateSpace 2017

Enlighten Alternative Healing (Hrsg.): **Emotions and Essential Oils – A Reference Guide for Emotional Healing.** Salt Lake City, UT: Enlighten Alternative Healing, LLC, 2017

Holmes, Peter and Camp, Mimi: **Aromatica – A Clinical Guide to Essential Oil Therapeutics.** London: Singing Dragon 2016.

Kaptchuk, Ted J.: **Das große Buch der chinesischen Medizin: Die Medizin von Yin und Yang in Theorie und Praxis.** München: Knaur-Taschenbuch 2010

Keowan, Daniel: **Der Funke im System: Wie die chinesische Medizin die Rätsel der westlichen Medizin löst.** München: Urban-&-Fischer 2020

Mojay, Gabriel: **Aromatherapie für die Seele: Mit Aromaölen das emotionale und mentale Gleichgewicht wiederherstellen.** München: Goldmann 1999

Tisserand, Robert and Young, Robert: **Essential Oil Safety, a Guide for Health Care Professionals.** Second edition, London: Churchill Livingstone Elsevier 2014

Total Wellness Publishing (Hrsg.): **The Essential Life – A Simple Guide to Living the Wellness Lifestyle.** Jackson, Wyoming: Total Wellness Publishing 2015

Worwood, Valerie Ann: **The Complete Book of Essential Oils and Aromatherapy.** San Rafael, CA: New World Library 1991

Worwood, Valerie Ann: **The Fragrant Heavens.** Novato, CA: New World Library 1999

Glossar

ADS Aufmerksamkeitsdefizit-Syndrom. Hierbei handelt es sich um eine Stoffwechselstörung im Gehirn, die gekennzeichnet ist durch Probleme mit der Aufmerksamkeit, Impulsivität und Selbstregulation. ADS tritt in der Kindheit auf und kann bis ins Erwachsenenalter andauern.

ADHS Aufmerksamkeitsdefizit-Hyperaktivitätsstörung. Hierbei handelt es sich um eine Stoffwechselstörung im Gehirn, die gekennzeichnet ist durch Probleme mit Aufmerksamkeit, Selbstregulation und/oder Hyperaktivität. ADHS tritt in der Kindheit auf und kann bis ins Erwachsenenalter anhalten.

Adstringierend Sorgt dafür, dass sich das Gewebe zusammenzieht und so weniger oder gar keine Flüssigkeit mehr austreten kann.

Akupressur Eine traditionelle Heilkunst, bei der die Druckpunkte mit den Fingern gedrückt werden, um beispielsweise Schmerzen und Muskelverspannungen zu lindern.

Akupunktur Eine traditionelle Heilkunst, bei der die Druckpunkte mit sterilen Nadeln behandelt werden, um beispielsweise Schmerzen und Muskelverspannungen zu lindern.

Antibakteriell Verhindert bakterielle Infektionen, indem Bakterien abgetötet werden.

Antientzündlich Verhindert Entzündungen im Körper.

Antimykotisch Verhindert Infektionen durch Pilzsporen, indem diese Sporen abgetötet werden.

Antiseptisch Keimtötend. Tötet verschiedene Krankheitserreger.

Antiviral Verhindert virale Infektionen, indem Viren abgetötet werden.

Betäubend Betäubt Schmerzen lokal.

Dan Tien Auch »Meer des Qi« genannt. Befindet sich in der Körpermitte, etwa zwei Fingerbreit unterhalb des Bauchnabels.

Diuretisch Harntreibend.

Dorsal Zum Rücken zeigend oder auf dem Rücken befindlich.

Druckpunkte Anderer Name für Akupressurpunkte. Energiepunkte entlang der Meridiane, die gedrückt werden, um die Selbstheilungskräfte zu aktivieren.

Dysregulierung Unnormale oder ungleiche Regulierung von körperlichen Prozessen.

Feuchte Starke Feuchtigkeit im Körper, die für Unwohlsein sorgt und verschiedene Krankheiten begünstigt.

Fibula Knochen seitlich neben dem Schienbein.

Geerdet Mit der Erde verbunden sein, um stabil und in Körper und Geist ausgeglichen zu sein.

Herz-Qi Die Herzenergie.

Hypertonie Bluthochdruck.

Immunstimulans Stärkt die Abwehrkräfte.

Interkostal Zwischen den Rippen.

Jing Die Lebensessenz, das, was wir sind. Die energetische Grundlage des Lebens.

Krampflösend Lindert Muskelkrämpfe.

Kranial Den Schädel betreffend.

Lateral Zur Außenseite des Körpers hin, von der Körpermitte weg. Siehe auch medial.

Lendenwirbel Unterer Bereich des Rückens, oberhalb des unteren Endes der Wirbelsäule.

Lokale Punkte Punkte direkt bei der betroffenen Stelle.

Magen-Qi Die Magenenergie.

Mangel Funktioneller oder struktureller Mangel oder Schwäche.

Mastitis Brustentzündung in der Stillzeit.

Mastoid Warzenfortsatz, ein Teil des Schläfenbeins, befindet sich direkt hinter den Ohrläppchen.

Medial In Richtung Körpermitte. Siehe auch lateral.

Meridiane Leitbahnen im Körper, durch die das Qi fließt.

Mittellinie Die Linie in der Mitte des Körpers.

Nieren-Qi Die Nierenenergie.

Patella Kniescheibe.

Pathogen Krankheitserreger, meist Bakterien oder Mikroorganismen.

Qi Die universelle, unerschütterliche Lebensenergie, die frei und von sich aus durch den ganzen Körper fließt.

Qigong Körper- und Atemübungen, die das Qi steigern sollen.

Relaxans Fördert die Entspannung.

Sakrum Kreuzbein. Knochenplatte am unteren Ende der Wirbelsäule.

San Jiao Auch »Dreifacher Erwärmer« genannt. Ihm ist in der westlichen Medizin kein Organ zugeordnet, sondern er entspricht eher dem endokrinen System. Er reguliert Körpertemperatur und Hormonsystem.

Schambein Die Knochen im vorderen Teil des Beckens.

Schleimlöser Ein Medikament oder Inhaltsstoff, das den Schleim löst, zum Beispiel bei Nebenhöhlenentzündungen.

Sedativ Beruhigend. Reduziert die Aktivität des zentralen Nervensystems.

Shen Wird als »Geist« übersetzt und bezieht sich auf den spirituellen Anteil in uns.

Stauung Geringerer Fluss in einem bestimmten Bereich.

Sternum Brustbein. Knochen in der Mitte des Brustkorbs.

Thorax Brustkorb. Der obere Rumpfbereich.

Tinnitus Ohrensausen, Ohrenklingeln.

Trapezmuskel Auch Kapuzenmuskel genannt. Ein beiderseits der Wirbelsäule vorhandener Muskel, der Kopf und Schultern miteinander verbindet.

Yin und Yang Dies bezeichnet die beiden Gegensätze in jedem Lebewesen. Sie gleichen einander aus. Sind Yin und Yang im Gleichgewicht, sind wir gesund. Sind sie aus dem Gleichgewicht geraten, werden wir krank.

Zentriert Entspannter, zentrierter Geisteszustand.

Danksagung

Für meine Mama, die es mir ermöglicht, ich selbst zu sein.

Für meinen Vater, dessen Liebe und Unterstützung mir Zeit und Raum zur Entfaltung schenkte.

Für meine Mentoren im Bereich Aromatherapie bei DoTerra, J. und Pancho, die mich mit ihrer unerschütterlichen Leidenschaft und ihrem Tatendrang in die Welt der ätherischen Öle eingeführt haben.

Für meine Lehrer und Mentoren bei Aroma Acupoint Therapy, Tiffany Carole und Peter Holmes, die für mich dank ihrer Leidenschaft und ihres Wissens über Öle aus Sicht der TCM Vorbilder sind (auch wenn sie das selbst nicht wissen) und mich dazu inspirierten, tiefer in dieses Gebiet einzutauchen.

Für Lisbeth White, meine Lektorin bei North Atlantic Books, die mich entdeckte und ermutigte, meinen Traum zu verwirklichen.

Für meine Nichte Celene, die mir zu Beginn dieses Projekts wertvolle Rückmeldungen und Korrekturen gab und so half, den Faden nicht zu verlieren.

Für Rayne, Justine und Chelle, meine wunderbaren Mitbewohner, die mich und damit auch dieses Buch mit Essen, Freundschaft, Massagen und Feedback unterstützten.

Für meine tollen Patienten, die sich zur Verfügung stellten und mir wertvolle Rückmeldungen gaben. Ohne sie würde es dieses Buch nicht geben.

Last but not least für meinen Fotografen Ron Morecraft, der mit mir durch dick und dünn geht. Seine Expertise und Erfahrungen haben meinem Buch den letzten Schliff gegeben.

Stichwortverzeichnis

A
Akupressurgrundlagen 14
Akupressurpunkte 11, 129
Akupressurtechnik 12
Akupunktur 15
Allergien 46
Angst 52
Aromatherapie 17
Arthritis 57

B
Bauchschmerzen 69
Blasenmeridian 130

D
Depression 77
Dickdarmmeridian 144
Dreifacher Erwärmer 151
Druckpunkte 15
Dünndarmmeridian 150
Durchfall 74

E
Entspannung 36
Entzündungen 105
Erkältung 61

G
Gallenblasenmeridian 135
Gedächtnis 101
Gehirn 101
Gelenkbeschwerden 57
Grippe 61

H
Herzmeridian 141

I
Immunsystem 89

J
Jing 17

K
Konzentration 38
Konzeptionsgefäß 133
Kopfschmerzen 83
Kreuzbein 148

L
Lebermeridian 146
Lenkergefäß 138
Lungenmeridian 146

M
Magenmeridian 155
Meridiane 15, 16
Milz-Pankreas-Meridian 153

N
Nackenverspannungen 96
Nebennieren 41
Nullpunkt 36

O
Öle, ätherische 11, 12, 17
– Anwendung, innere 19
– Kinder 20
– Qualität 21
– Schwangerschaft 20
– Sicherheitshinweise 19
– Sorten 21
– Verdünnungsempfehlungen 19
– Wirkweise 17
Ölsorten, ätherische
– Basilikum 21
– Bergamotte 21
– Birke 22
– Blauer Rainfarn 22
– Eukalyptus 22
– Fenchel 23
– Fichte 23
– Geranie 23
– Grapefruit 24
– Ingwer 24
– Koriander 24
– Kurkuma 24
– Lavendel 25
– Lemongrass 25
– Limette 25
– Majoran 26
– Mandarine/Wildorange 26
– Melisse 27
– Muskatellersalbei 27
– Narde 27
– Nelke 27
– Niaouli 28
– Oregano 28
– Pfefferminze 28
– Römische Kamille 29
– Rosmarin 29
– Sandelholz 30
– Schwarzer Pfeffer 30
– Teebaumöl 30
– Vetiver 31
– Wacholder 31
– Weihrauch 31
– Wintergrün 32
– Ylang-Ylang 32
– Zedernholz 32
– Zitrone 33
– Zypresse 33
Organe 16

P
Perikardmeridian 147
Pilzinfektionen 124
Prämenstruelles Syndrom 116

Q
Qi 14

R
Reisekrankheit 109

S
Schlafprobleme 92
Schmerzen 105
Schulterverspannungen 98
Shen Men 36, 149
Si Shen Cong 149
Sodbrennen 68
Stress 52
Symptome 12

T
Tai Yang 158
Traditionelle Chinesische Medizin 15, 18

U
Übelkeit 68
Übelkeit, morgendliche 70

V
Verdauungsstörungen 67
Verstopfung 73

W
Wechseljahre 120

Y
Yin Tang 158
Yin und Yang 14

Z
Zahnschmerzen 113
Zyklus, unregelmäßiger 119

Bibliografische Information der Deutschen Nationalbibliothek
Die Deutsche Nationalbibliothek verzeichnet diese Publikation in der Deutschen Nationalbibliografie; detaillierte bibliografische Daten sind im Internet über http://dnb.d-nb.de abrufbar.

Programmplanung: Katja Liese
Projektmanagement: Anja Bippus
Redaktion: Gabriele Gaßmann
Übersetzung: Sophie Wölbling
Umschlaggestaltung und Layout: CYCLUS · Visuelle Kommunikation, Stuttgart

Bildnachweis
Umschlagfoto und Bild S. 3: Simone Schneider, Stuttgart
Autorinnenfoto: Alexa Bonsey Photography
Zeichnungen: Susi Schaaf, Bellheim; Andrea Schnitzler, Innsbruck; S. 4, 8, 34, 129, 159
© eriksvoboda/stock.adobe.com

Die US-amerikanische Originalausgabe erschien 2019 bei North Atlantic Books unter dem Titel »Acupressure with Essential Oils. A Self-Care Guide to Enhance Your Health and Lift Your Spirit«.

1. Auflage 2021

TRIAS Verlag in Georg Thieme Verlag KG
Rüdigerstraße 14, 70469 Stuttgart, Germany
www.trias-verlag.de

Printed in Germany

Satz und Repro: Reemers Publishing Services GmbH, Krefeld
gesetzt in Adobe Indesign CC 2020
Druck: Grafisches Centrum Cuno GmbH & Co. KG, Calbe (Saale)

Gedruckt auf chlorfrei gebleichtem Papier

ISBN 978-3-432-11300-5

Auch erhältlich als E-Book:
eISBN (ePub) 978-3-432-11301-2

2 3 4 5 6

MIX
Papier | Fördert gute Waldnutzung
FSC® C043106

Wichtiger Hinweis: Wie jede Wissenschaft ist die Medizin ständigen Entwicklungen unterworfen. Forschung und klinische Erfahrung erweitern unsere Erkenntnisse. Ganz besonders gilt das für die Behandlung und die medikamentöse Therapie. Bei allen in diesem Werk erwähnten Dosierungen oder Applikationen, bei Rezepten und Übungsanleitungen, bei Empfehlungen und Tipps dürfen Sie darauf vertrauen: Autoren, Herausgeber und Verlag haben große Sorgfalt darauf verwandt, dass diese Angaben dem Wissensstand bei Fertigstellung des Werkes entsprechen. Rezepte werden gekocht und ausprobiert. Übungen und Übungsreihen haben sich in der Praxis erfolgreich bewährt.

Eine Garantie kann jedoch nicht übernommen werden. Eine Haftung des Autors, des Verlags oder seiner Beauftragten für Personen-, Sach- oder Vermögensschäden ist ausgeschlossen.

Geschützte Warennamen (Warenzeichen) werden nicht besonders kenntlich gemacht. Aus dem Fehlen eines solchen Hinweises kann also nicht geschlossen werden, dass es sich um einen freien Warennamen handelt.

Datenschutz
Wo datenschutzrechtlich erforderlich, wurden die Namen und weitere Daten von Personen redaktionell verändert (Tarnnamen). Dies ist grundsätzlich der Fall bei Patienten, ihren Angehörigen und Freunden, z. T. auch bei weiteren Personen, die z. B. in die Behandlung von Patienten eingebunden sind.

Energiegeladen & **selbstbewusst**